★西洋中世ハーブ事典★

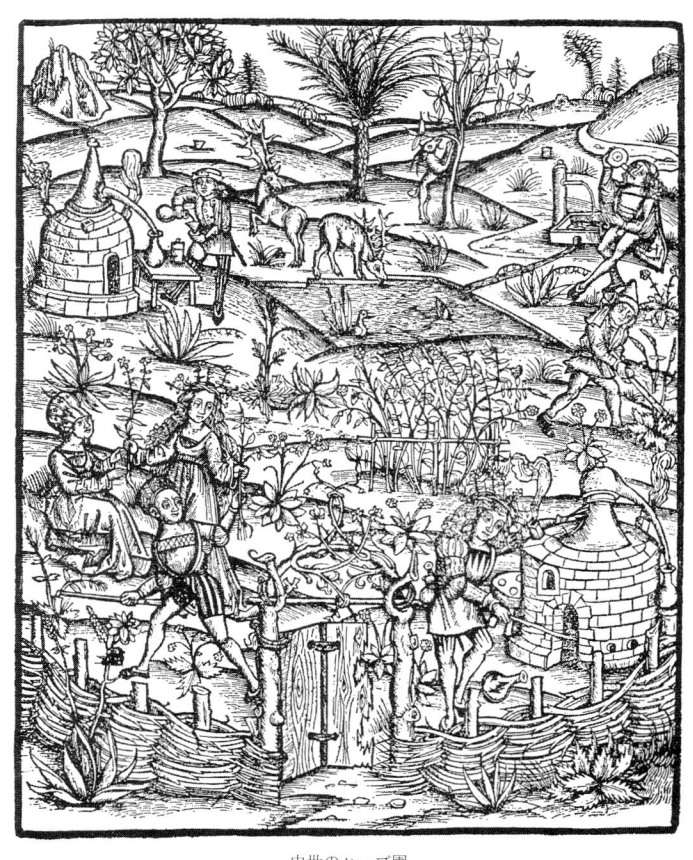

中世のハーブ園
(1500年、グリュニンガーによりシュトラスブルクで刊行された
ブラウンシュヴァイク著『蒸留法についての書』より)

HERBS FOR THE MEDIAEVAL HOUSEHOLD : FOR COOKING, HEALING AND DIVERS USES

西洋中世ハーブ事典

マーガレット・B・フリーマン＝著
遠山茂樹＝訳

八坂書房

謝 辞

次の方々に、心より御礼申し上げたい。ハーブのリストに目を通してくれたニューヨーク植物園のE. J. アレクサンダー氏。中世の本草書のすばらしい蔵書を自由に閲覧させてくれたラスロップ・ハーパー氏。終始、協力を惜しまなかったピアモント・モルガン図書館ならびにニューヨーク医療協会図書館の職員のみなさん。そして、本来の職務の範囲をこえて、いろいろと手伝ってくれた同僚でクロイスターズ美術館の園丁ミセス・ヒルデガード・シュナイダーにも感謝したい。

HERBS FOR THE MEDIAEVAL HOUSEHOLD
FOR COOKING, HEALING AND DIVERS USES
BY MARGARET B. FREEMAN
THE METROPOLITAN MUSEUM OF ART
NEW YORK

Copyright © 1943 by The Metropolitan Museum of Art

★西洋中世ハーブ事典★
目　次

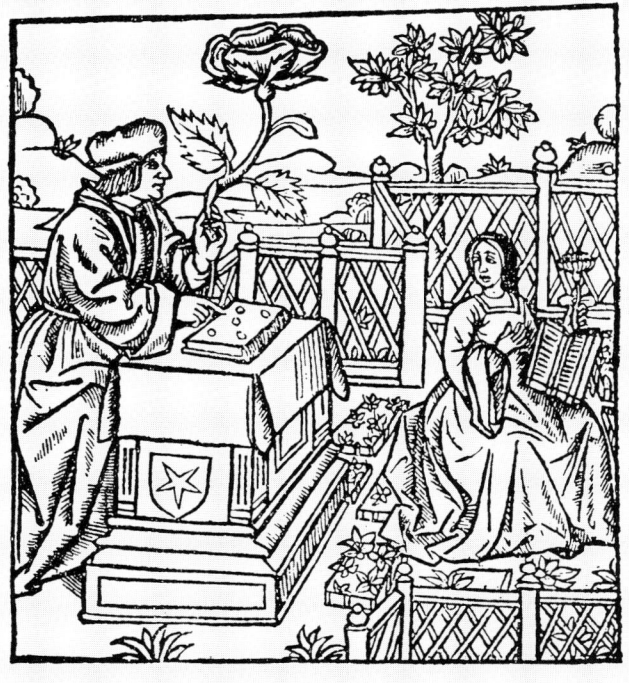

バラの効能についての講話
（1514年、ヨドクス・バディウスによりパリで刊行された
シャンピエ著『ローサ・ガリカ』より）

カラー口絵図版　9
はじめに　25

料理用ハーブ　49

- Anise
  アニス　50
- Basil
  バジル　52
- Sweet Bay
  ゲッケイジュ　54
- Borage
  ボリジ　56
- Caraway
  キャラウェイ　58
- Clary
  クラリーセージ　59
- Coriander
  コリアンダー　60
- Cumin
  クミン　61
- Dill
  ディル　63
- Dittany of Crete
  クレタ・ディタニー　64
- Elecampane
  エレキャンペーン　66
- Fennel
  フェンネル　68
- Hyssop
  ヒソップ　70
- Mallows
  マロウ　71
- Marigold
  キンセンカ　72
- Marjoram
  マジョラム　73
- Mints
  ミント　75
- Parsley
  パセリ　77
- Peony
  オランダシャクヤク　78
- Primrose
  プリムローズ　80
  - Cowslip
    カウスリップ　80
- Rue
  ヘンルーダ　82
- Saffron Crocus
  サフラン　84
- Sage
  セージ　85
- Savories
  セイボリー　87
- Tansy
  タンジー　89
- Tarragon
  タラゴン　91
- Thyme
  タイム　93

治療用ハーブ　95

- Agrimony
  アグリモニー　96
- Aloe
  アロエ　97
- Lemon Balm
  レモン・バーム　98
- Betony
  ベトニー　100
- Bugloss
  ビューグラス　102
- Celandine
  セランダイン　103
- Chamomile
  カモミール　104
- Chaste Tree
  イタリアニンジンボク　105
- Colchicum
  コルチカム　106

- Columbine
  セイヨウオダマキ　107
- Cuckoo-pint
  クックーパイント　108
- Feverfew
  フィーバーフュー　109
- Poison hemlock
  ドクニンジン　111
- Houseleek
  ヤネバンダイソウ　112
- Ground Ivy
  グランド・アイビー　114
- Lilly of the Valley
  スズラン　115
- Mandrake
  マンドレイク　116
- Myrtle
  ギンバイカ　118
- Opium Poppy
  ケシ　119
- Pennyroyal
  ペニーロイヤル　120
- Periwinkle
  ヒメツルニチニチソウ　121
- Pimpernel
  ルリハコベ　122
- Southernwood
  サザンウッド　123
- Spurge
  スパージ　124
- Stramonium, Thornapple
  ヨウシュチョウセンアサガオ　126
- Wild Strawberry
  エゾヘビイチゴ　127
- Vervain
  バーベイン　128
- Wallflower
  ニオイアラセイトウ　130
- Wormwood
  ニガヨモギ　131
- Yarrow
  セイヨウノコギリソウ　132

毒性ハーブ　133

- Aconite, Monkshood
  ヨウシュトリカブト　134
- Black hellebore
  クリスマスローズ　135
- Stavesacre, Larkspur
  ヒエンソウ　136

芳香性ハーブ　137

- Costmary
  コストマリー　138
- Iris
  アイリス　139
- Lavenders
  ラベンダー　140
- Madonna Lily
  マドンナ・リリー　142
- Rosemary
  ローズマリー　144
- Roses
  バラ　146
- Sweet Violet
  ニオイスミレ　148
- Sweet Woodruff
  スイート・ウッドラフ　150

★　★　★

付：カール大帝の庭のハーブ　153

訳者あとがき　162

モノクロ図版出典一覧　167

植物名索引　168

[カラー口絵図版について]

　本書9〜24頁に掲載したハーブの図は、18世紀に出版されたウィリアム・ウッドヴィル『薬用植物誌』(William Woodville, *Medical Botany*, 3 vols. and suppl, London, 1790-95) に収録されている274点の銅版手彩色図の中から選んだものである。著者のウッドヴィル（1752-1805）はイギリスの医者・植物学者。原図はすべて当時のすぐれた植物画家ジェイムズ・サワビー（James Sowerby, 1757-1822）によって描かれている。

 9頁：[*Medical Botany*の図版番号] No.180　アニス（[本文掲載頁] → 50頁）
10頁：No.159　ディル（→ 63頁）
11頁：No.191　クミン（→ 61頁）
12頁：No.65　ヒソップ（→ 70頁）、No.164　マジョラム（→ 73頁）
13頁：No.141　フレンチ・ローズ（→ 146頁）
14頁：No.53　ビロードアオイ（→ 71頁）
15頁：No.108　エレキャンペーン（→ 66頁）、No.176　サフラン（→ 84頁）
16頁：No.32　ゲッケイジュ（→ 54頁）
17頁：No.38　セージ（→ 85頁）
18頁：No.45　キャラウェイ（→ 58頁）、No.81　ニオイスミレ（→ 148頁）
19頁：No.115　タンジー（→ 89頁）
20頁：No.22　ドクニンジン（→ 111頁）
21頁：No.147　レモン・バーム（→ 98頁）、No.154　ヒエンソウ（→ 136頁）
22頁：No.174　ペニーロイヤル（→ 120頁）
23頁：No.6　ヨウシュトリカブト（→ 134頁）
24頁：No.18　クリスマスローズ（→ 135頁）

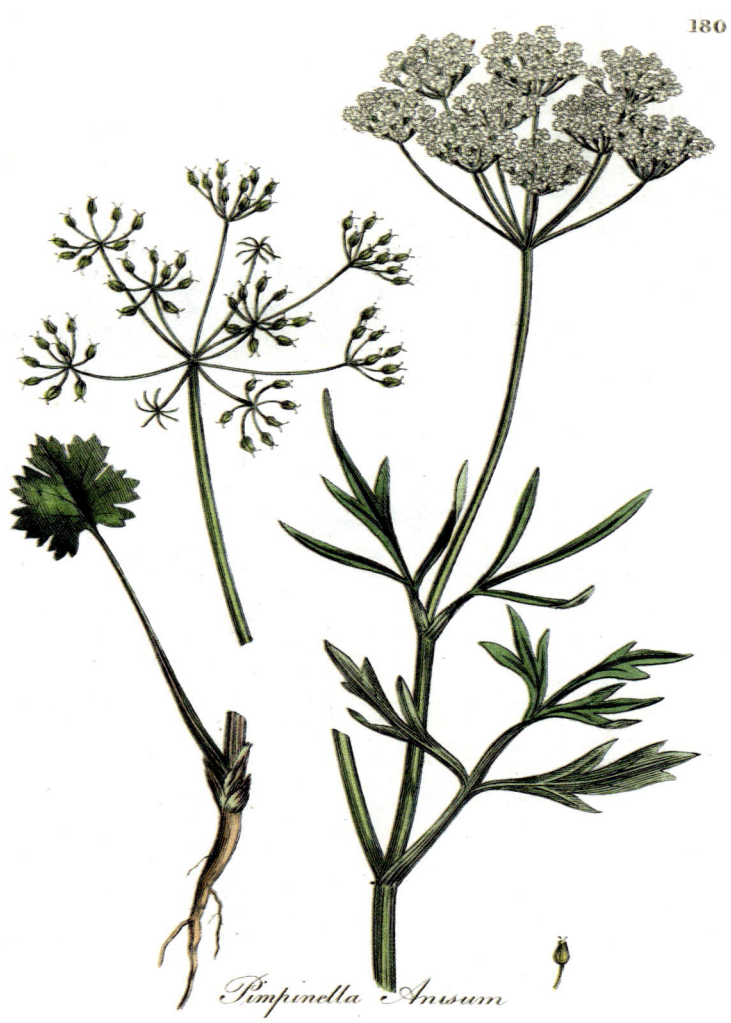

Pimpinella Anisum

アニス　→p.50

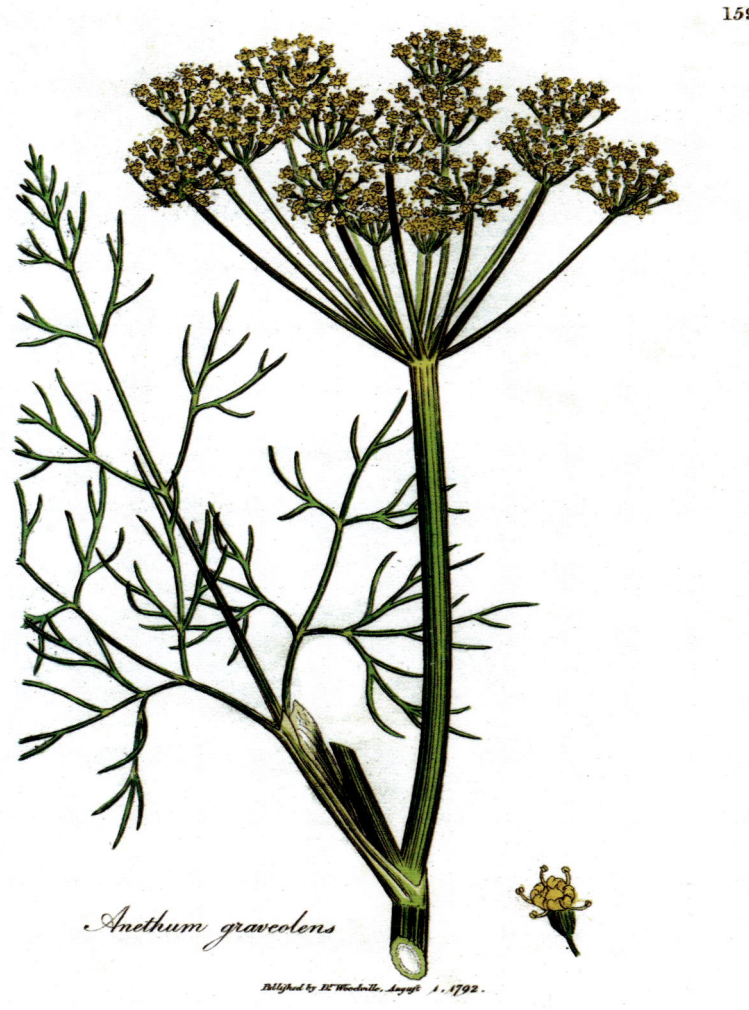

ディル →p.63

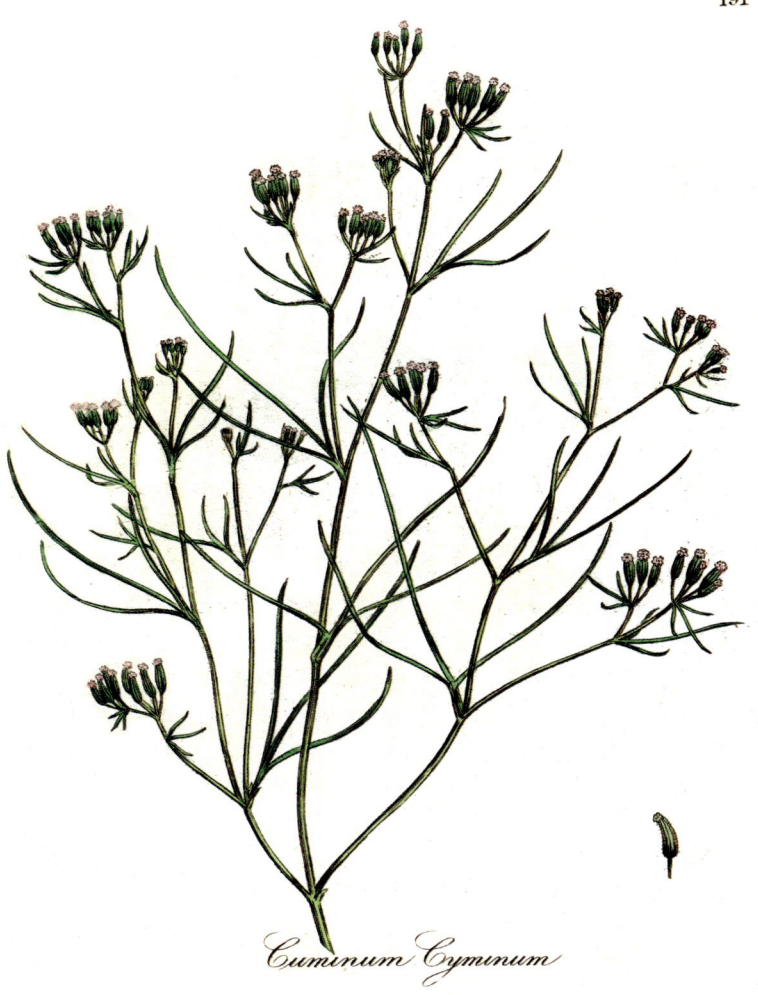

Cuminum Cyminum

クミン →p.61

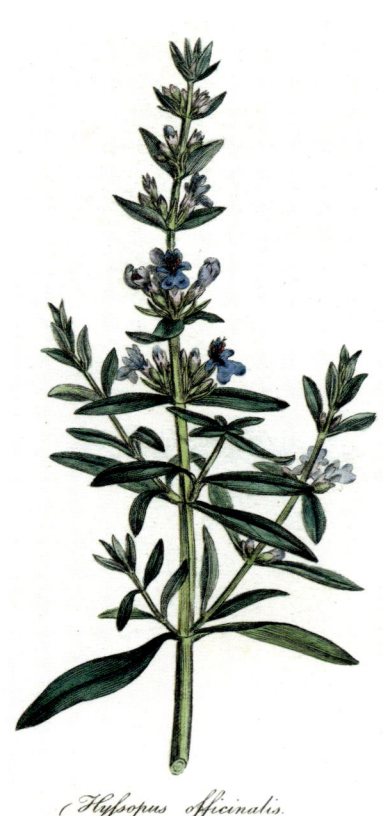
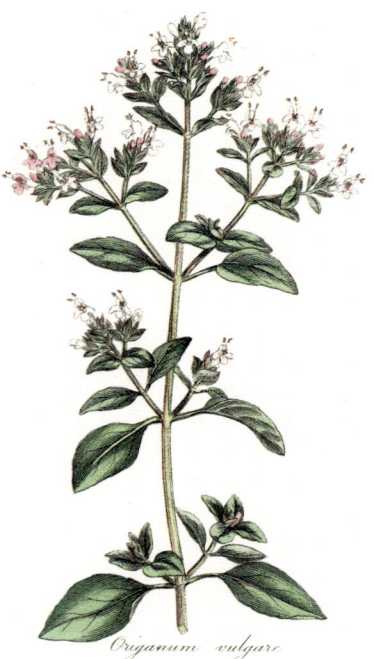

左：ヒソップ　→p.69
右：マジョラム　→p.72

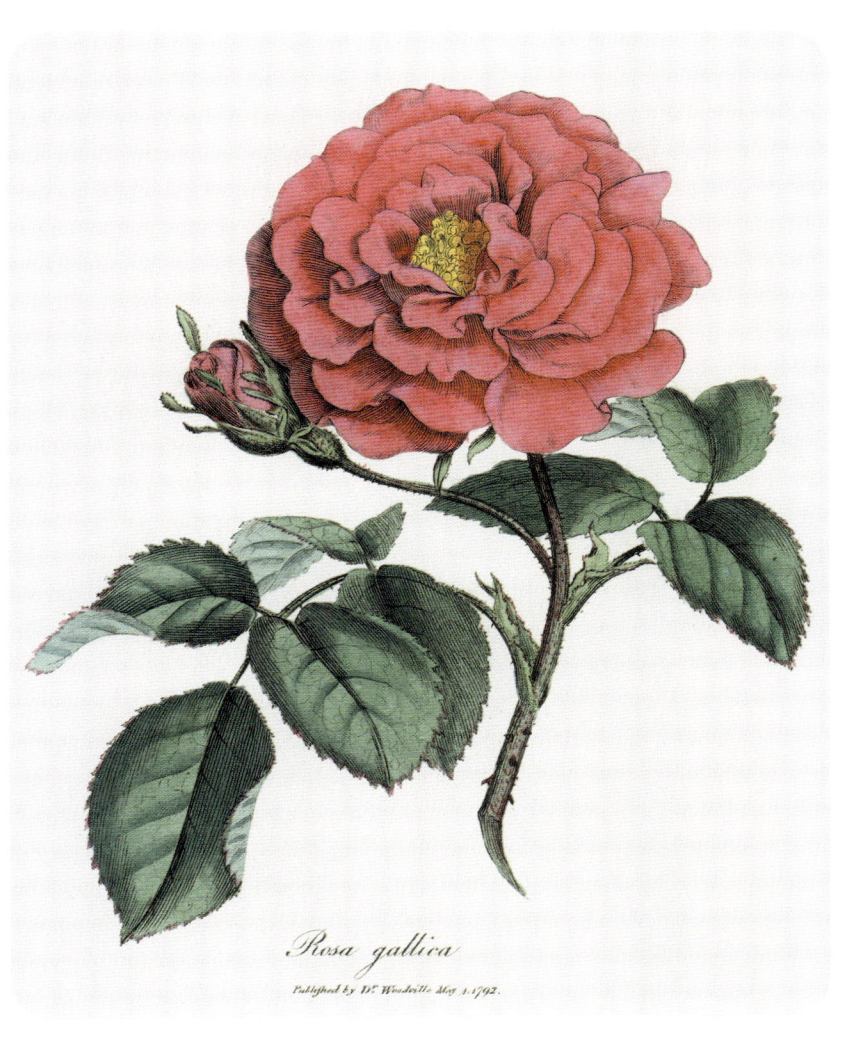

フレンチ・ローズ　→p.144

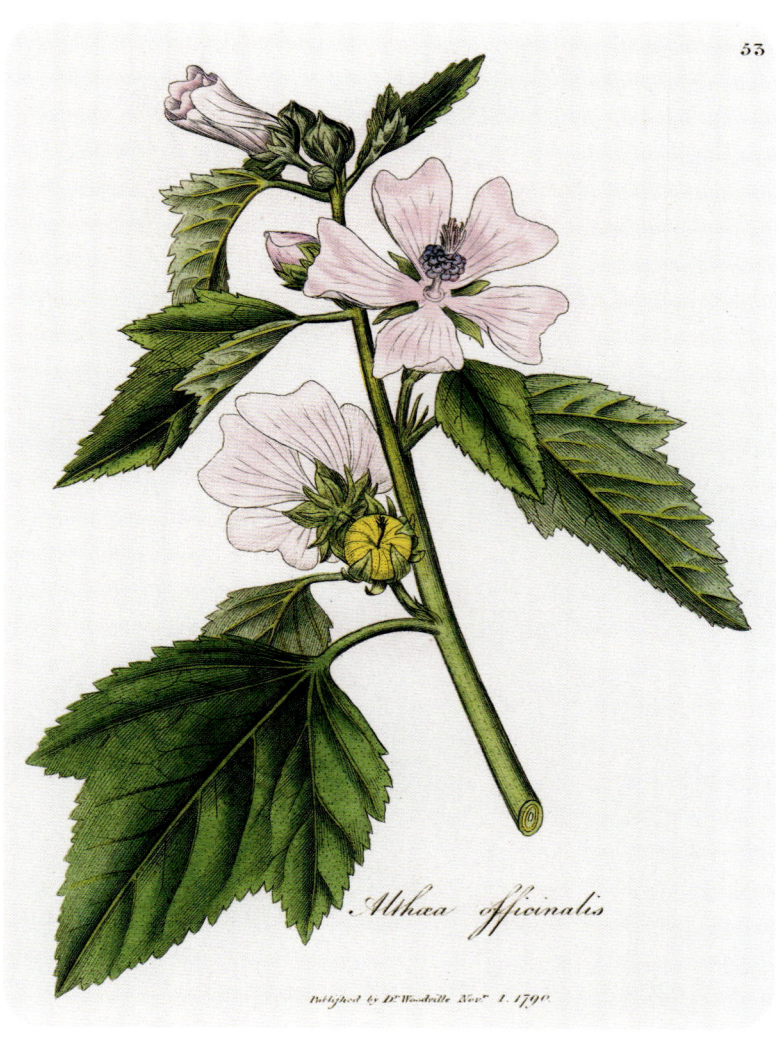

ビロードアオイ（マロウ）→p.70

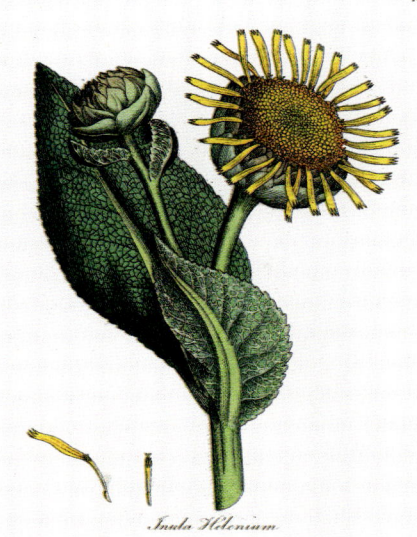

Inula Helenium

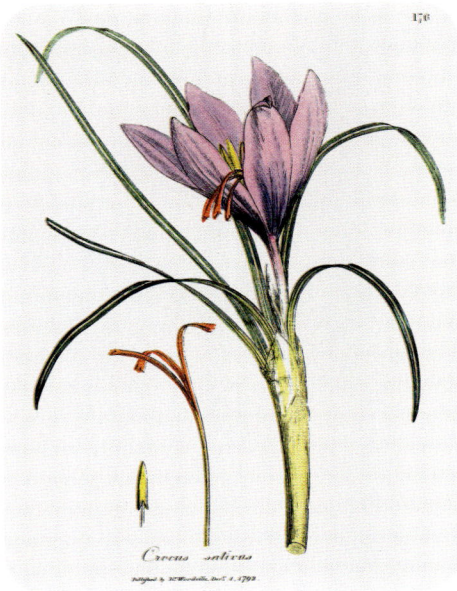

Crocus sativus

上：エレキャンペーン →p.65
下：サフラン →p.83

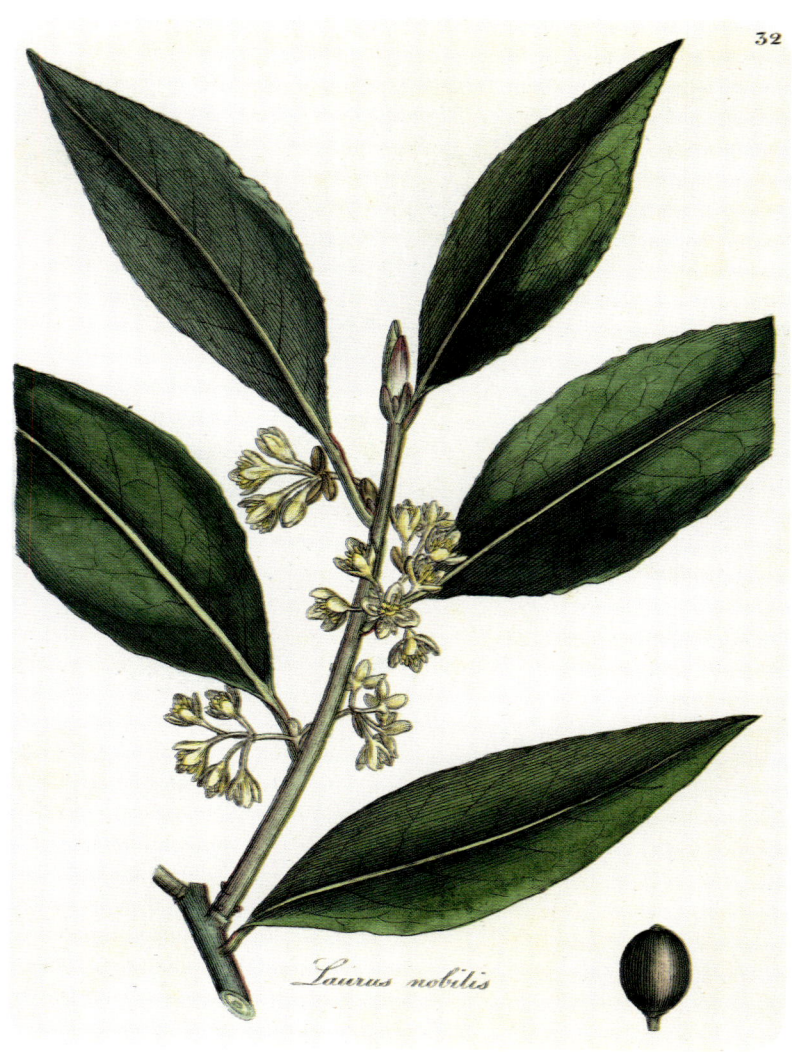

Laurus nobilis

ゲッケイジュ　→ p.54

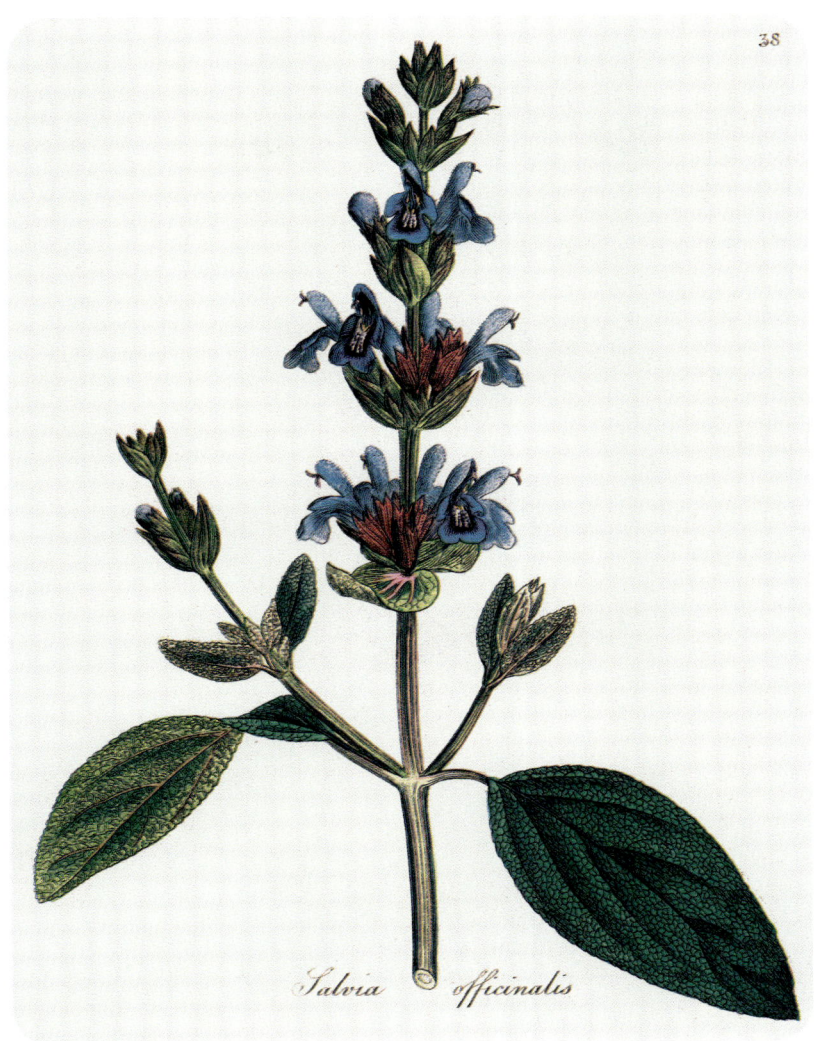

セージ →p.84

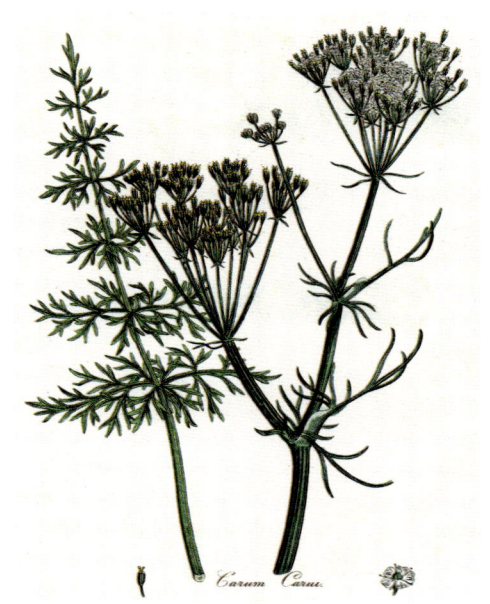

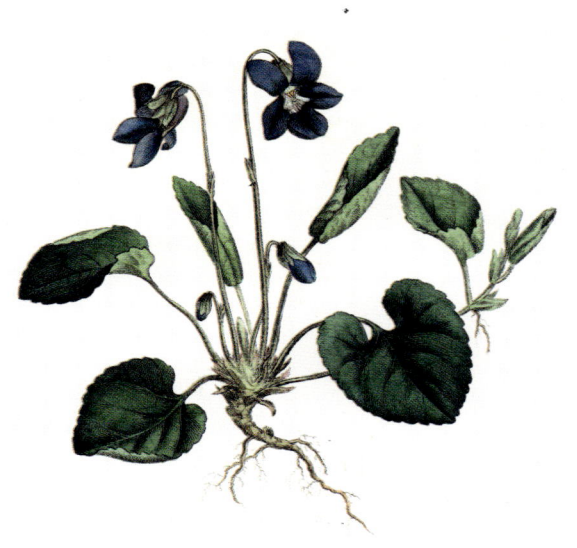

上:キャラウェイ　→ p.58
下:ニオイスミレ　→ p.146

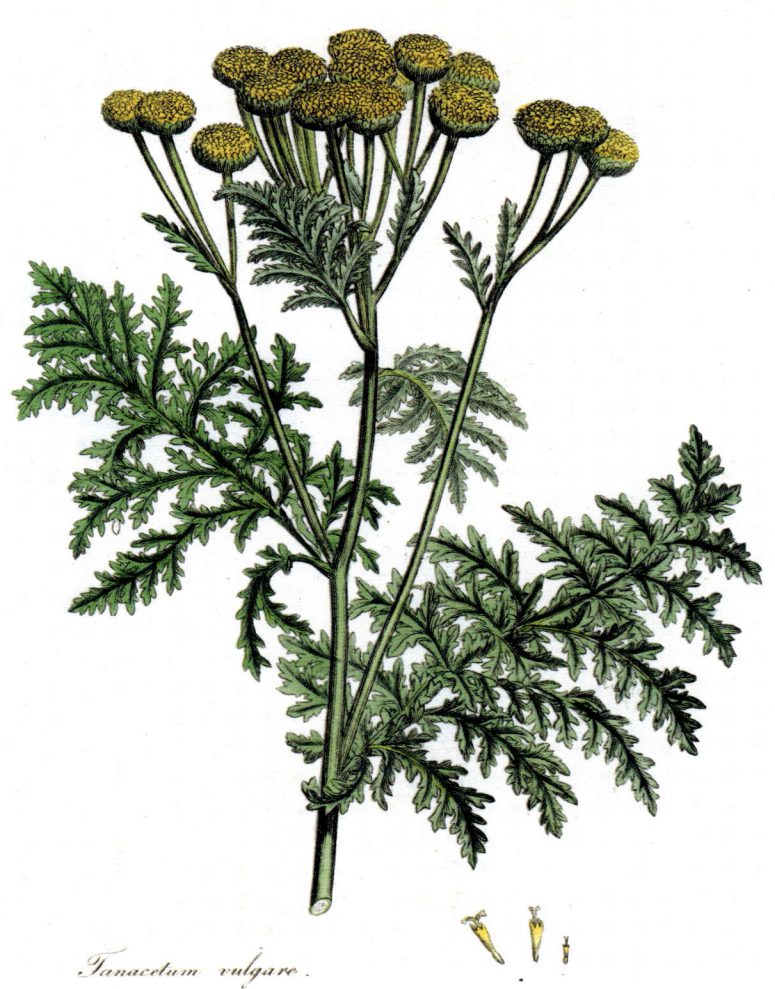

Tanacetum vulgare.

タンジー →p.88

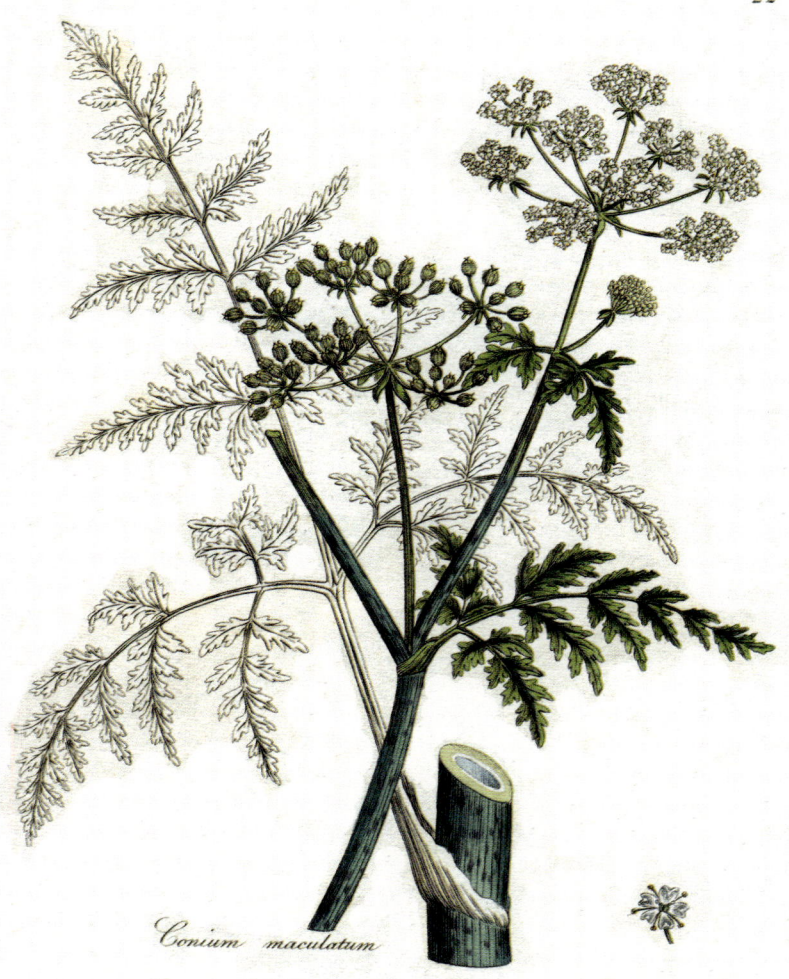

ドクニンジン　→p.110

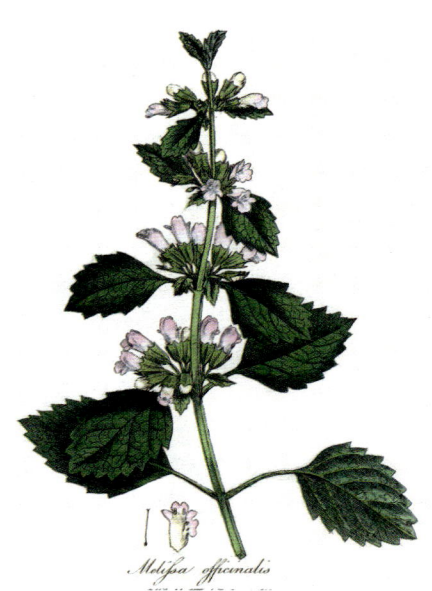

Melissa officinalis

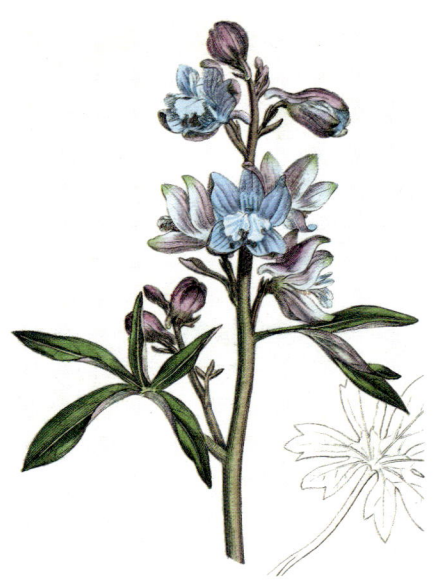

上:レモン・バーム →p.98
下:ヒエンソウ →p.134

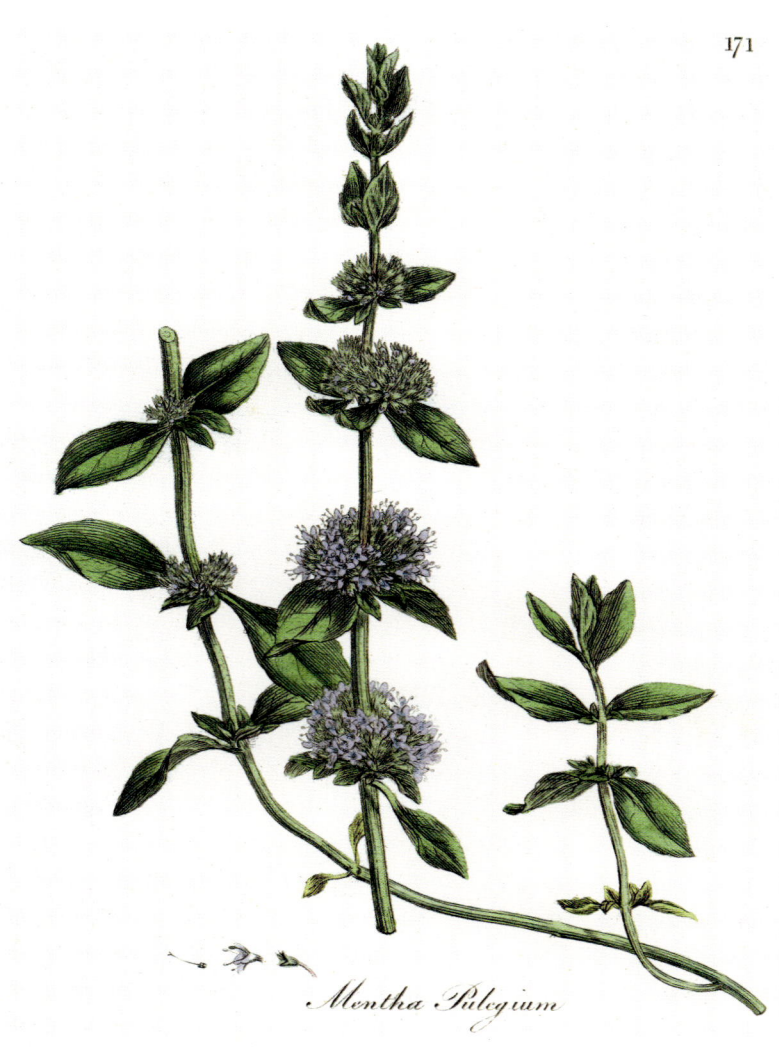

Mentha Pulegium

ペニーロイヤル →p.119

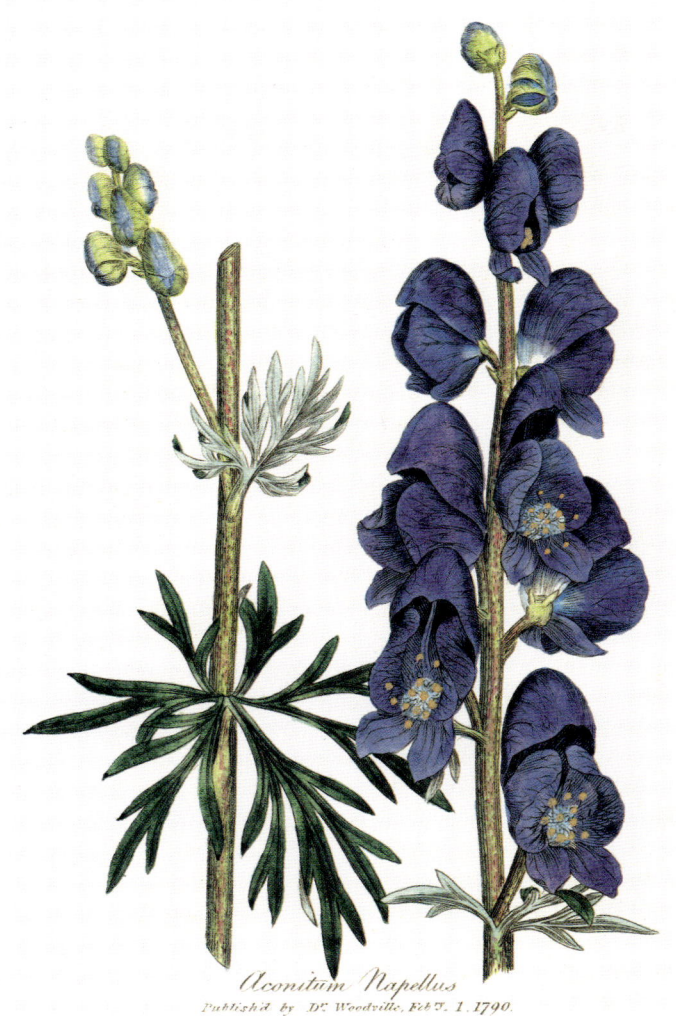

ヨウシュトリカブト →p.132

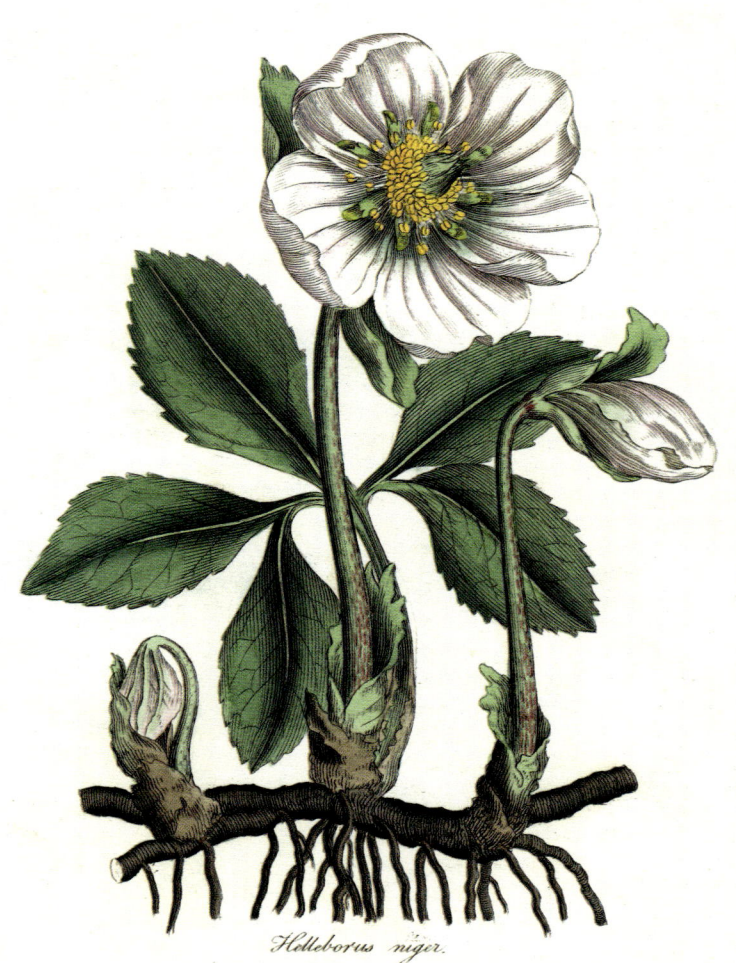

Helleborus niger.

クリスマスローズ →p.133

はじめに

　「ハーブとは何か」。学僧で教師のアルクイン*¹が生徒のシャルルマーニュ*²に尋ねると、シャルルマーニュが答えていわく、「それは医者の友であり、料理人の称賛の的である」。この問答は出所が疑わしく、さほど深い意味があるわけでもない。ことによると、文法的にややおかしなところがあるかもしれない。それでも、中世のハーブに関するシャルルマーニュの定義は簡にして要を得たもので、今日ハーブの書物にみうけられるどの定義にもひけをとらない。シャルルマーニュはハーブに関する該博な知識をもっていたにちがいない——少なくとも彼の側近のひとりはそうであった。というのも、シャルルマーニュが宮廷の執事たちに発した勅令のなかに、73種類からなるハーブのリストが含まれているからである。それらのハーブは大帝の庭で栽培されることになっていたもので、そのリストは「御料地令」*³のひとつとして残存しており、最近公刊された。とはいえ、それはあくまでもリストにすぎず、それらのハーブの活用法についてはいっさい触れられていない。それゆえ、中世の主婦がヒソップ、フェンネル、フィーバーフュー、あるいはバラ、ローズマリー、ヘンルーダをどのように処理したのかを知るには、料理本や家政書あるいは本草書にあたってみなければならない

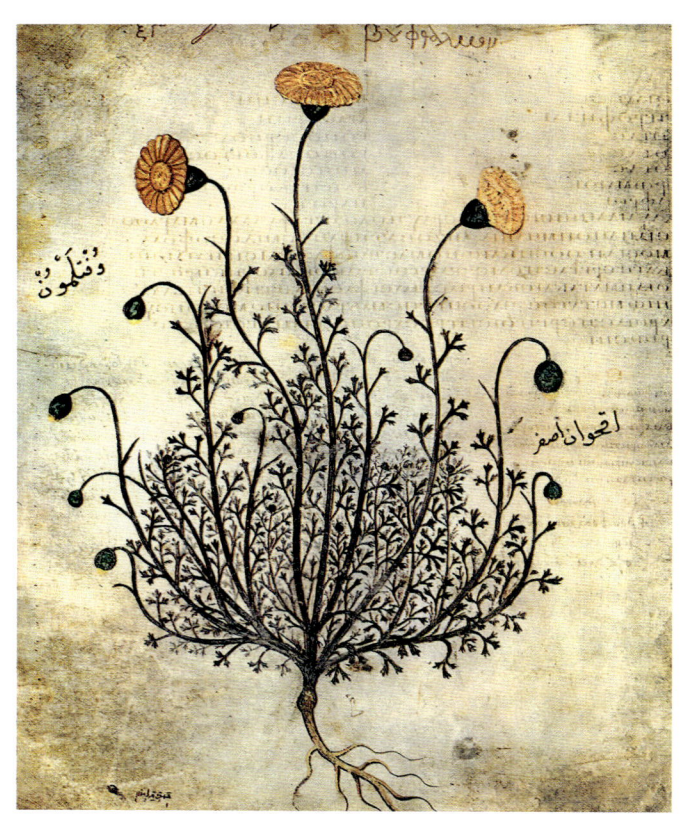

ディオスコリデス『薬物誌』のウィーン古写本
（512年頃、ウィーン国立図書館）より
シュンギク（*Chrysanthemum coronarium*）

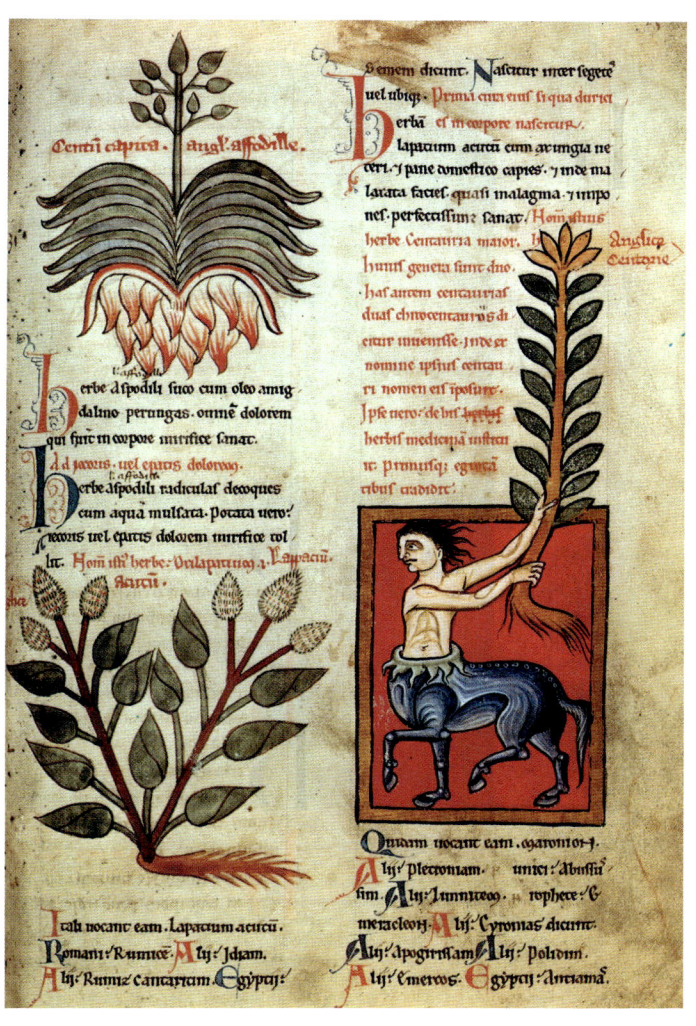

『アプレイウス・プラトニクス（偽アプレイウス）の本草書』
アングロ・ノルマン語写本（1200年頃、ボードリアン図書館）より
左上：ユリ科ツルボラン属の一種（*Asphodelus* sp.）、左下：スイバ（*Rumex acetosa*）、
ケンタウロスが手にしているのはリンドウ科
ケンタウリウム属の一種（*Centaurium* sp.）と思われる。

のである。

　1780年にロンドンで刊行されたサミュエル・ペッジ編『料理の形式』*4は、中世料理本のお手本ともいえるものである。本書は1390年にイングランド王リチャード2世の料理長によって編纂され、ホウレンソウ、キャベツを使った料理のみならず、直火で焼いた孔雀、リンゴの花弁の揚げ物〔フリッターズ〕、ショウガやシナモンで味つけしたヒポクラス・ワイン〔本書「マジョラム」の項を参照〕といったような、かなり上等なワインや料理の作り方なども説明している。おびただしい数にのぼるレシピのなかには、

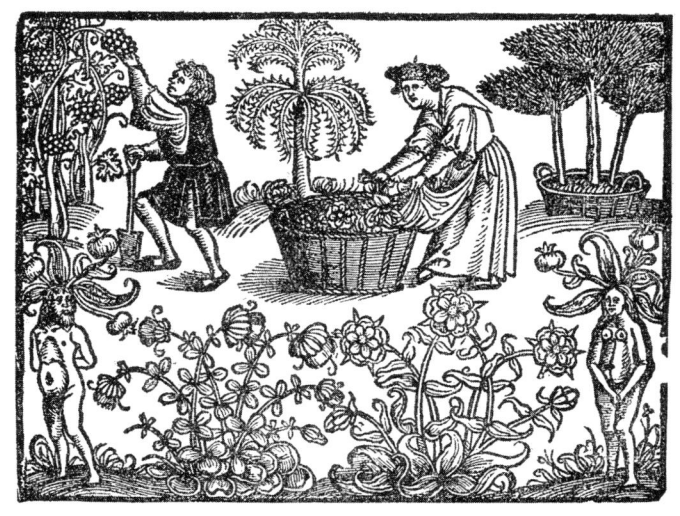

ハーブ摘み
（1526年、ピーター・トレヴェリスにより
ロンドンで刊行された『大本草書』のタイトル頁より）

ハーブが多用されているものもある。「いとしい人(ドゥース・アーム)」とよばれる料理は、その好例である。「良質の牛乳を準備して、ポットに入れなさい。パセリ、セージ、ヒソップ、セイボリーその他のおいしいハーブを摘んできて切りきざみ、牛乳のなかに入れ、ぐつぐつ煮込みなさい。半焼きにした雄鶏を叩き切って細かくし、マツの実と透き通ったハチミツを加えなさい。それに塩をふりかけ、サフランで色づけして、出しなさい」。「サラダ」を作るには、「パセリ、セージ、ニンニク、チボウル（小玉葱）、オニオン、リーク、ボリジ、ミント、ポルレット（青物の葉(グリーンズ)）、フェンネル、クレソン、ヘンルーダ、ローズマリー、パースリンを摘んできなさい。それらをきれいに洗ってほぐし、手で小さくむしり、まじり気のない油とよく混ぜ、酢と塩をかけて、出しなさい」。この料理本の前書きには、「宮中の医学ならびに哲学顧問官たちの同意と審議をへて」上梓されたと記されている。最後の頁は、「以上が最良の医術たる料理術である。」という一文で締めくくられている。

　数ある料理本では、すばらしい料理は健康にかけられた最良の保険であると説かれているかもしれないが、中世の主婦が「痛風で足が痛むとき」や「お尻がむず痒いとき」、「面疔ができたとき」や「目がかすむとき」あるいは「酩酊したとき」や「魔法にかけられたとき」、はたまた「不埒でみだらな夢をみたとき」に、対処法としてあてにしたのは本草書なのである。以下の頁では、いくつかの本草書が引用されているが、そのうち最古のものはギリシア人ディオスコリデス[*5]によって書かれた本草書で、紀元1世紀のものである。この本には約500種類の

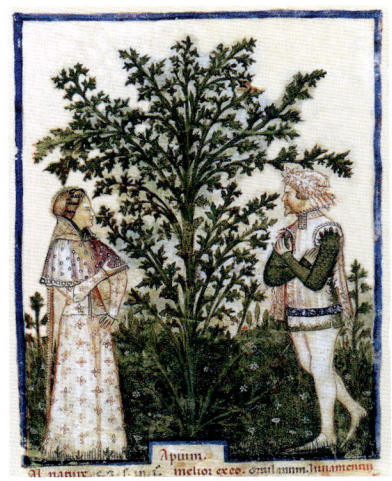 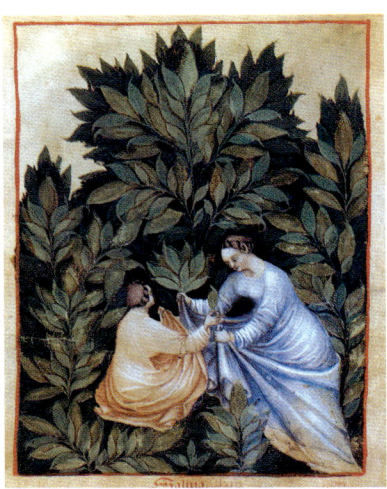

『健康の園』の写本(15世紀初頭、パリ国立図書館)より
野生のセロリ(左)とセージ(右)の図

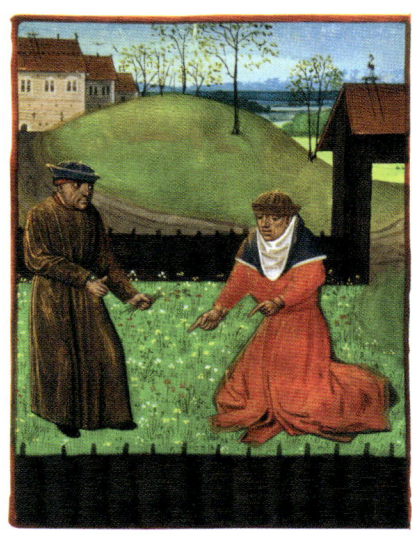

ペトルス・クレスケンティウス『田舎暮らしの利得』の写本
(1473-83年頃、大英図書館)より
編み垣で囲われた中世の薬草園

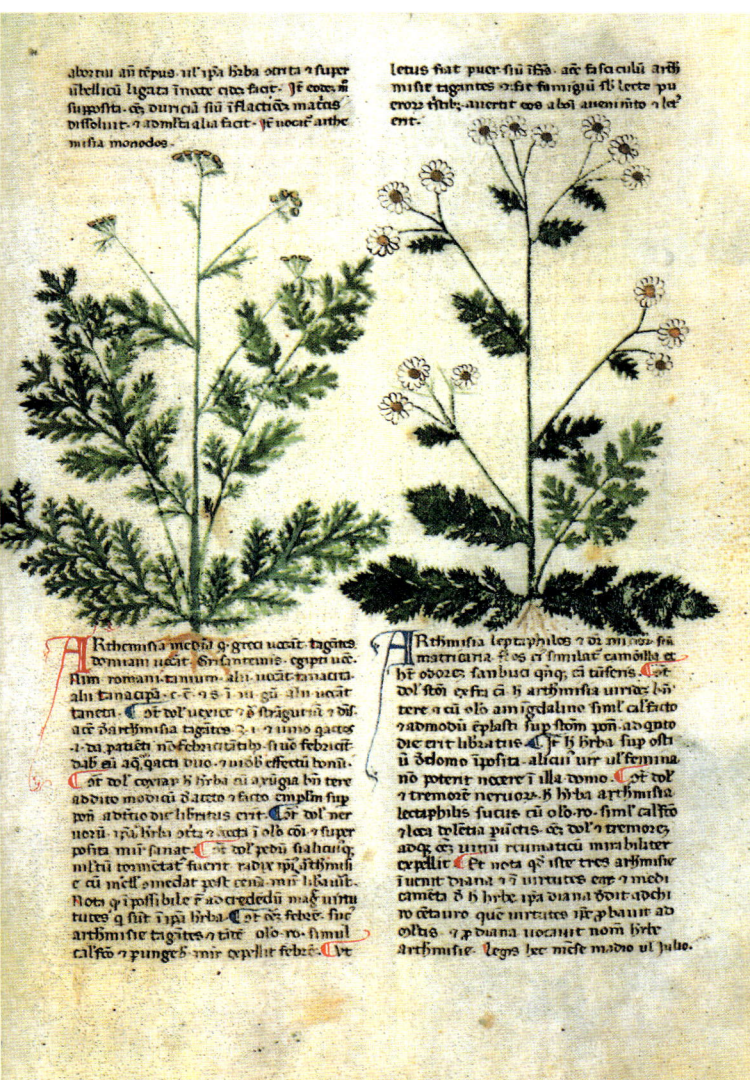

『サレルノ養生訓』のラテン語写本（1300年頃、大英図書館）より
タンジー（左）とフィーバーフュー（右）

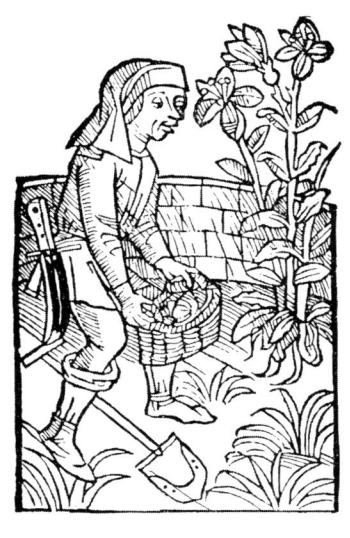
薬用植物が含まれており、中世全体を通じて、ほとんど誤謬のない権威書とみなされていた。ここで使用するのは「紀元1655年にジョン・グッドイヤーによって英訳され」、1934年にロバート・T・ガンサーが編纂し、オックスフォードで公刊されたものである。紀元6世紀以前、偽アプレイウス*6と称される人物がいた。彼は医者というものをまったく信用しておらず、同胞のために「植物の二、三の効能と身体の治療法」なる論考を書きあらわした。なんらかの肉体的苦痛が身にふりかかったら、「たとえ医者がいるにせよ」、偽アプレイウスの科学的知識で治すことができるというわけである。この本草書は11世紀にアングロ・サクソン語に翻訳され、1864年にT.O.コケインによって現代英語に訳され、『*Leechdoms Wortcunning and Starcraft of Early England*』の表題で公刊された。中世に多くの写本が作成され、刊行本も版を重ねているところから、その人気の高さがうかがえる。

英語で書かれた本草書では、次の2冊が中世のハーブ研究にとっては貴重である。ひとつは『大本草書』*7で1526年にピータ

ー・トレヴェリスによって印刷された。もうひとつは『バンクスの大本草』*8 で 1525 年にロンドンでリチャード・バンクスによって印刷された。後者の現代版は内科医スタンフォード・V・ラーキーとトマス・パイルスによって編纂され、1941 年に『大本草 An Herbal』[1525]の表題でニューヨーク植物園から刊行された。これらの本草書には「庭に

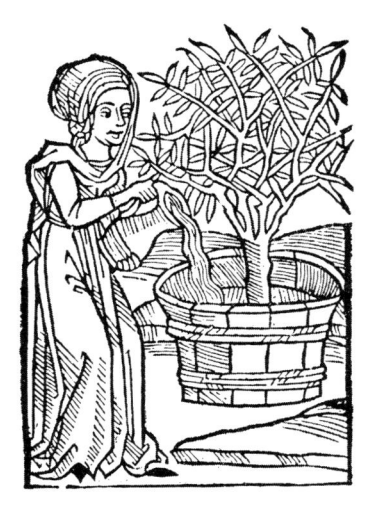

ある緑のハーブや野辺の草、そして薬屋が処方してくれる高価な薬が、いかに人間に役立つか」が記されている。それらは味わいのある力強い中世英語で書かれており、「腹部にたまった不快なガス」から「ぐらぐらする歯」の治療にいたるまで、ありとあらゆる病の家庭療法が記されている。「汝の毛髪や爪を赤く染めたり、着色したりする方法」や「顔のシミ」「贅肉」「脱け毛」対策まで説明している。さらに「人を陽気に」させる方法や「良好な精神状態」にいたる方法、若さを保つ秘訣にも触れている。こうした本草書が家庭で役に立ったことは、言うまでもない。

　以下の頁で引用する文章ならびに木版画の大半は、1485 年にペーター・シェファー*9 によってマインツで出版された周知の

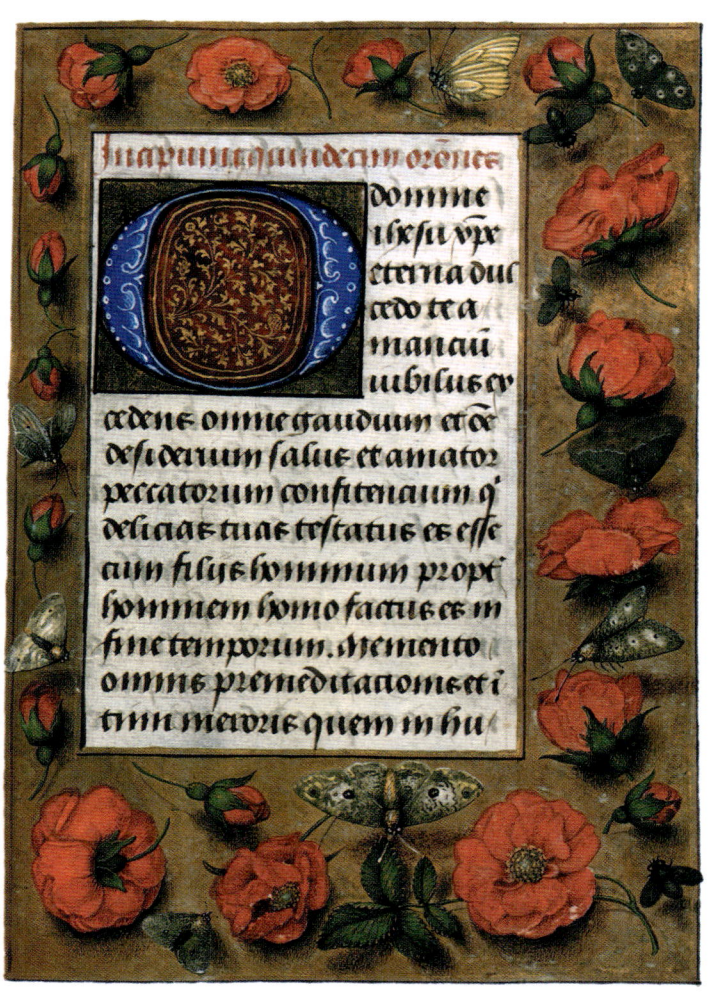

（右頁）フランスで制作された『ブルディションの時禱書』
（16世紀初頭、大英図書館）に描かれたボリジ
（上）フランドルで制作された『ヘイスティングズの時禱書』
（1480-83年頃、大英図書館）に描かれたバラ（*Rosa gallica officinalis*）

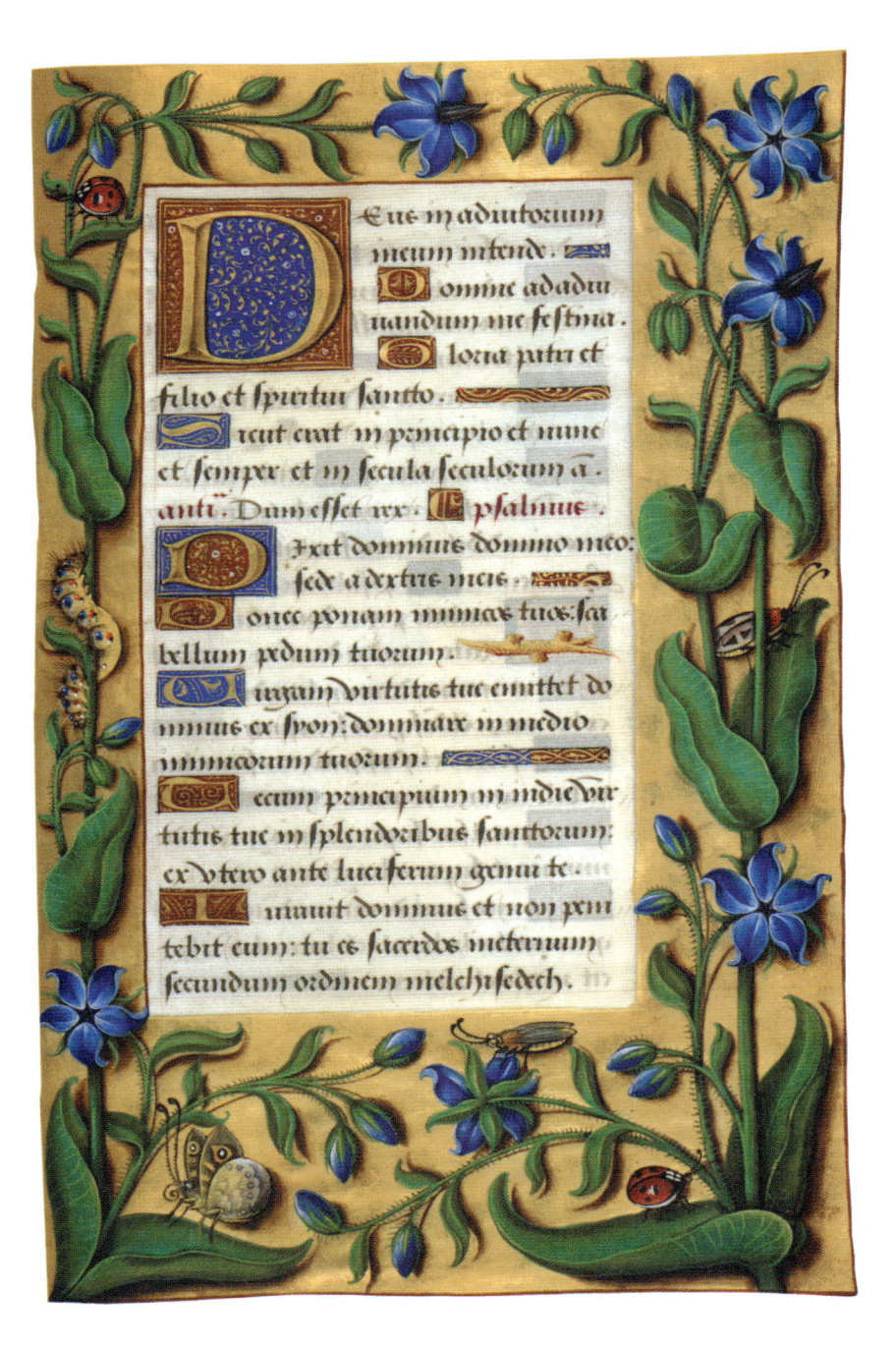

Deus in adiutorium
meum intende.
Domine ad adiu
uandum me festina.
Gloria patri et
filio et spiritui sancto.
Sicut erat in principio et nunc
et semper et in secula seculorum a
anti. Dum esset rex. psalmus

Dixit dominus domino meo:
sede a dextris meis.
Donec ponam inimicos tuos: sca
bellum pedum tuorum.
Virgam virtutis tue emittet do
minus ex syon: dominare in medio
inimicorum tuorum.
Tecum principium in die vir
tutis tue in splendoribus sanctorum:
ex utero ante luciferum genui te.
Iuravit dominus et non peni
tebit eum: tu es sacerdos in eternum
secundum ordinem melchisedech.

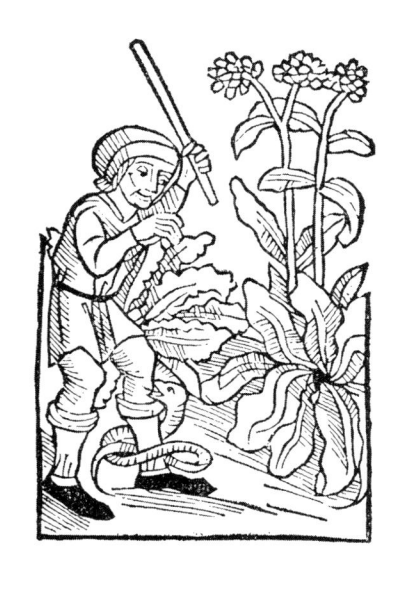

本草書『健康の園』からとったものである。「人間がこの世で手に入れることのできるもので、身体の健康ほど大切で高貴な宝物はない。それゆえ、私は次のような結論に達した。すなわち、自分にできる仕事で、最も誉れ高く、有益で、尊いのは、この世のあらゆる人びとを助け、万人に益するところがあるように、多数のハーブの効能と性質を……実物どおりの色彩でその形態を描いた……書物を編纂することである」。ドイツ語版『健康の園』の著者は、次のように述べている。この尊敬すべき偉業を達成するために、彼は「医学に精通した教師」と「機知に富み、手先が器用で繊細な絵師」をそれぞれ一人雇った。現代の科学的水準からみて、彼があらゆるハーブの「形態を実物どおりの色彩で」描くのに成功したかどうかは別として、それが少なくとも中世につくられたハーブの木版画の最高傑作であることはまちがいない。それらは幾度となく筆写され、原画よりは見劣りのする複製版は、その後50年あまりの間に数々の本草書に採用されていった。

　料理本と本草書についてはこれくらいにしておこう。14〜15

世紀に流行した手引書の類は、「家政書(ハウスブック)」と称してもよいかもしれない。そこには「若い花嫁が家政をきりもりするための心得」が記されているのである。その一例が『パリの家長』*10で、アイリーン・パワーによって英訳され、『The Goodman of Paris』の表題の下、1928年にロンドンで公刊された。本書は1393年頃にパリの裕福な初老の一市民によって、結婚したばかりの若妻のために書かれたもので、家事に関する数多くの教えが記されている。たとえば、晩餐会の立案の仕方、衣服のシミを抜く方法、白ワインから赤みを取る方法、キャベツから毛虫を取りのぞく方法などが記されている。愉快で啓発されることの多いこの本では、ハーブも重要な位置を占めている。主人公の家長はヒソップ、フェンネル、セイボリーその他のハーブの播種に適した時期が、1年のうちいつかを教えている。またローズマリーの苗を挿し木用の切り枝から育てる方法や、「スミレやマジョラムを冬の寒さからまもる」方法についても説明している。彼の献立の大部分にハーブが使われており、芳しい香りの手洗い水はカモミール、マジョラム、ローズマリー、ゲッケイジュの葉、あるいはセージから作られている。また、ヨウシュトリカブトがネズミを退治し、クリスマスローズはオオカミやキツネを毒殺した。

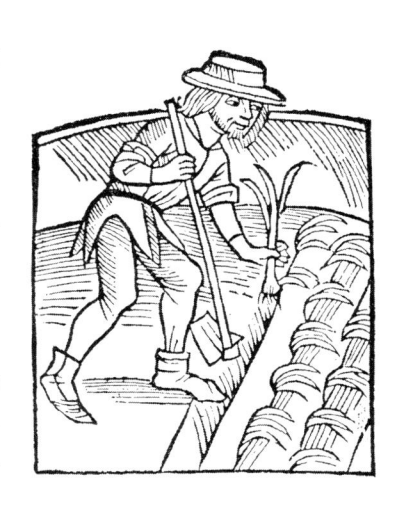

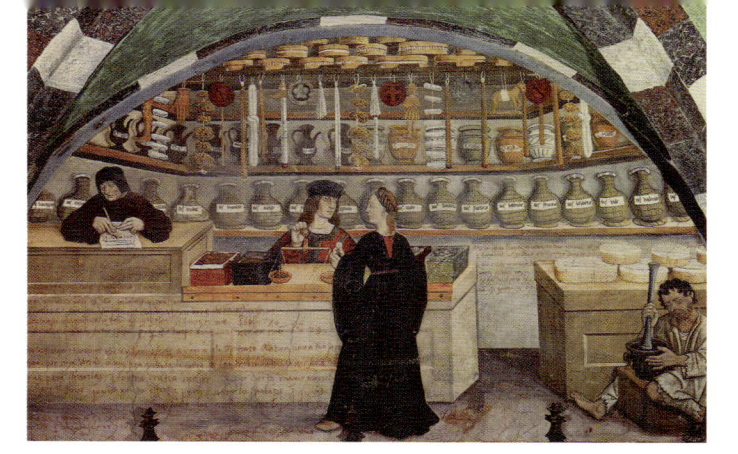

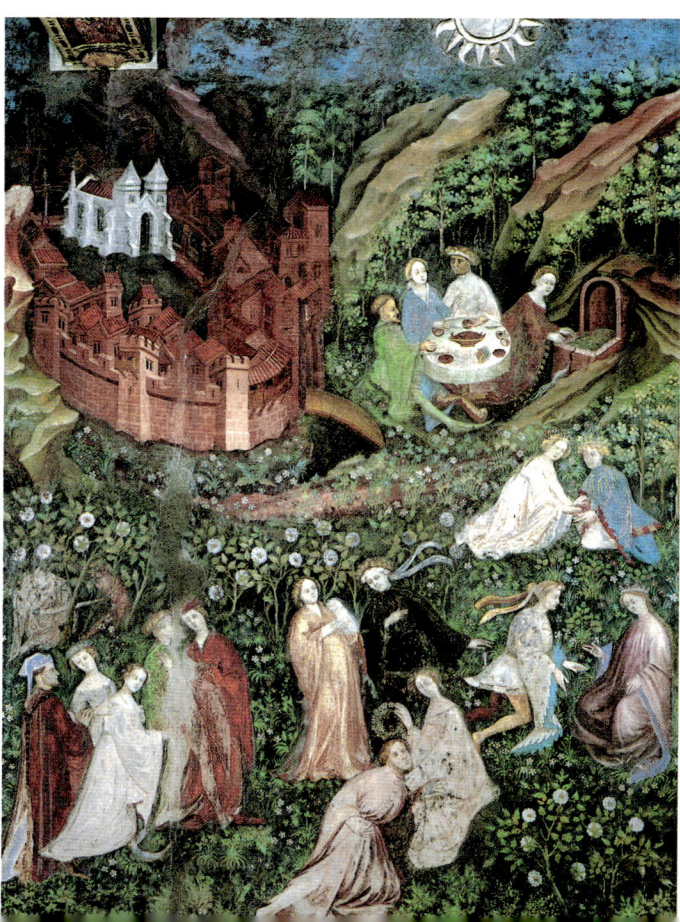

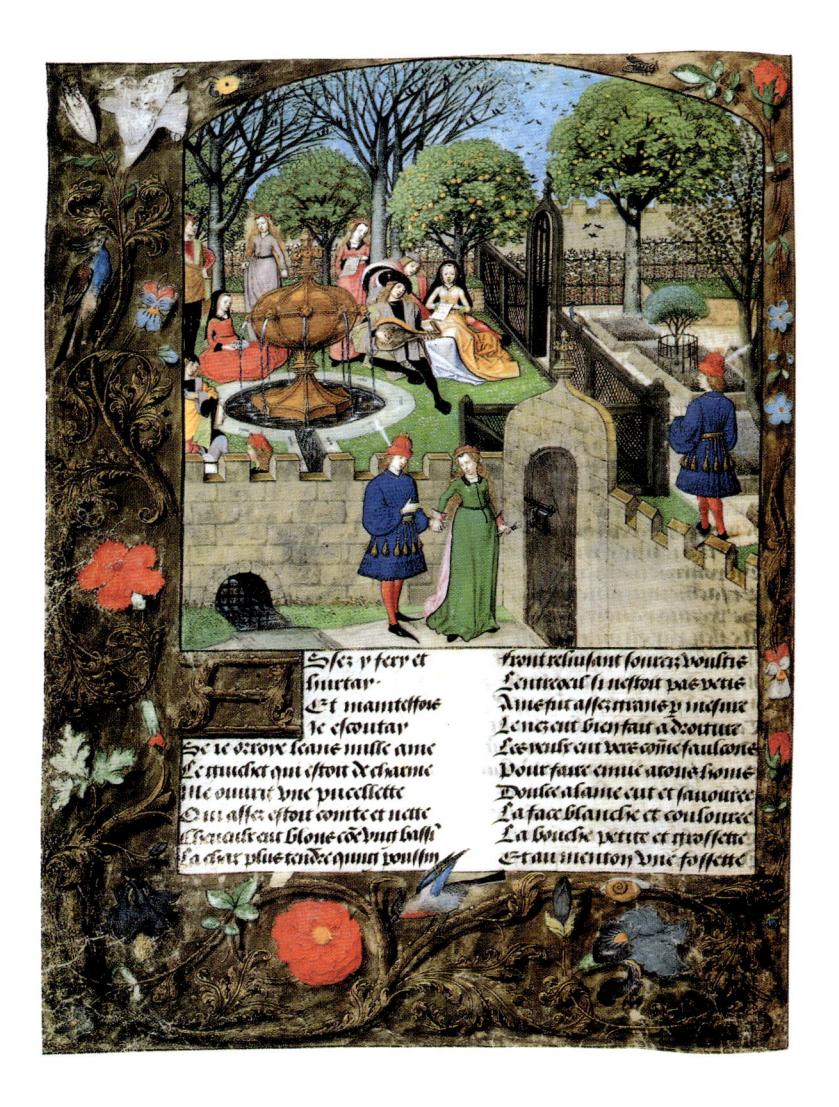

(上) ギヨーム・ド・ロリス、ジャン・ド・マン著『薔薇物語』の写本
(1490-1500年頃、大英図書館) に描かれた「悦びの庭」

(左頁) 上：薬草、軟膏、オイルなどを取りそろえた15世紀イタリアの薬屋
(アオスタ州、イッソーニェ城の壁画)

下：5月、花咲く野辺でピクニックを楽しむ人びと
(トレント、ブオンコンシーリオ城「鷲の塔」の月暦図壁画、1404-07年頃)

セージは歯痛を治し、衣装箱に入れられた乾燥したバラの花びらは衣類を芳香で満たした。『パリの家長』から学ぶべきことは多い。

　ペトルス・クレスケンティウスの『田舎暮らしの利得』*11は農業と園芸について論じた13世紀の著作で、ハーブについてもかなりの紙幅をさいている。そこでは、まず「人体にとって有益なハーブの効用に従って」、次いで「ハーブが精神に与える愉悦に従って、論述されている。かくして、身体の状態は精神に影響を及ぼすがゆえに、身体の健康も維持されることになる」。悦びの庭*12でも、クレスケンティウスなら「多種多様な薬用性ハーブや芳香性ハーブを植えるであろう。それらのハーブは芳しい香りで悦びを与えるのみならず、さまざまな花々で目を愉しませてくれる」。ハーブのなかでも「ヘンルーダは、その美しさと緑葉のみずみずしさゆえに、庭のあちこちに植栽されてしかるべきであり、その苦みによって有毒生物は庭から駆逐されるであろう」。この重要な書物はイタリア人によってラテン語で書かれ、英語をのぞくほとんどすべてのヨーロッパ諸言語に翻訳・印刷された最初の書物のひとつに数えられる。以下で引用されるものは、1512年にドイツ語で書かれたバーゼル版の写しで、当メトロポリタン美術館所蔵のものである。

　ジョン・ラッセルの『養成書』*13には、ハーブ入浴のことも書かれてある。汝の主人を「入浴、いわゆる温浴(ステュー)させる」には、「汝の手で温(ホット)かくて新鮮なハーブをいっぱい敷きつめた浴湯を」準備し、「手にした柔らかなスポンジで主人の身体を……洗って

あげ」なければならない、とラッセルは言う。「薬用入浴」に必要なのは、タチアオイ、ビロードアオイ、フェンネル、オオバコ、カモミール、グランド・アイビー、野生のセロリ、アマナズナその他1ダースほどのハーブである。「それらのハーブを温かい浴槽に放り込み、汝の主人を浴槽に入れよ」とラッセルは述べる。

ロマンチックな物語や重厚な年代記、恋愛抒情詩や宴席の即興詩のなかにも、偶然、ハーブのおもしろい中世的な使用法が記されていることがある。10世紀の詩歌のなかで、ある男が自分の恋人に、次のように語りかけている。

> いとしい人よ、さあ、おいで
> 私の愛する君なれば
> 君のためにしつらえた
> 私の部屋へ、さあ、おいで
> 椅子も並べて、部屋のなか
> タピストリーも壁かけた
> 家じゅう花々敷きつめて
> 緑のハーブも芳しい
>
> ヘレン・ワデル『中世ラテン抒情詩』より

クレチアン・ド・トロワ[*14]の『エレックとエニッド』では、「往来にはトウシンソウ、ミント、ユリがまき散らされ、ダイアパー〔菱形などの小柄模様を織り込んだ亜麻織物〕やサマイト〔金糸などを織り混ぜた厚地の絹織物〕が家々の壁面につるされ、こ

れにまさる歓びはない」。ボッカッチョ*15 の『デカメロン』では、「テーブルが置かれてあり、家中に芳しい植物とこのうえなく美しい花々がまき散らされていた」。マロリー*16 は王妃グイネヴィアと彼女の騎士たちが五月祭のお祝いにでかける際に、「摘んできたばかりの見事なハーブやコケ、そして花々で」飾りたてていた様子を描写している。チョーサー*17 はセントーリ*18、クリスマスローズ、そして「われわれの内庭に生育し、心を浮き立たせるハーブのツタ」について言及している。

　こうした中世の文献にもとづいて、本書は編纂されたが、こ

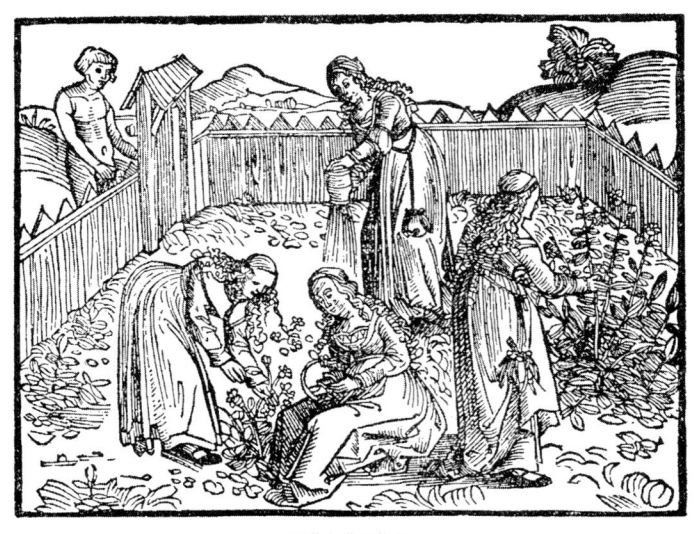

園芸と花冠作り
(1512年、ヴェイゼンブルガーによりニュルンベルクで刊行された
ストラボ著『ホルトゥルス』〔小庭園〕より)

れで申し分ないなどと言うつもりは毛頭ない。そうした完璧な本を上梓しようと思えば、百科事典ほどの分量が必要となるであろう。また、あつかましくも、無誤謬を装うつもりもない。ゲッケイジュの葉を入れた浴湯につかっても疝痛が治らなかったり、ローズマリーを植えても蛾を駆除できなかったり、サザンウッドで「薄くなった頭髪がもとに戻ら」なかったとしても、バーベインが「食卓をかこむ人びとを陽気にさせ」なくても、中世の著作者たちに代わって、ご寛恕を請う次第である。ある本草家が自書のなかで述べている「見解や考察」について、こう記している。「その大半は真実であると確信しているが、たとえ真実でなくても、面白いことにかわりはない」。

註

1＊アルクイン（730/735-804）Alcuin
　　イギリスの神学者・聖職者。ヨークに生まれ、ヨークの司教座聖堂付属学校で学び、同大聖堂の付属図書館司書をへて、同付属学校の校長となる。781年、フランク王国のシャルルマーニュ（カール大帝）に謁見し、請われてアーヘンの宮廷に入り、宮廷付属学校を設立。そこで神学や論理学・数学・天文学など「自由学芸」を教えた。のちトゥールのサン・マルタン修道院長に就任し、フランク王国における学芸振興（いわゆる「カロリング・ルネサンス」）の礎を築いた。

2＊シャルルマーニュ（747-814）Charlemagne
　　フランク王（在位768-814）、西ローマ皇帝（在位800-814）。カール大帝ともよばれる。ザクセンやランゴバルドなどを制圧し、スペイン国内のアラブ人とも戦い、大帝国を築いた。800年、教皇レオ3世より皇帝の帝冠を授けられ、名実ともに西ローマ帝国を復興させた。学芸の復興にもつとめ、アーヘンの宮廷を中心とする「カロリング・ルネサ

ンス」を現出した。アーヘンで没し、のち聖人に列せられた。

3 ＊「御料地令」 Capitulare de Villis

　シャルルマーニュ（カール大帝）の直轄荘園を管理する荘司たちに対して、800年頃に発せられたもの。勅令の成立事情については不明な点も多いが、計70か条にも及ぶ荘司たちへの指令は、王の直轄領地の管理・運営方法を示すものとして、重要な史料となっている。ハーブについては、最後の第70条に記されている（巻末153頁「カール大帝の庭のハーブ」参照）。

4 ＊『料理の形式』 *The Forme of Cury*

　1390年、イングランド王リチャード2世（在位1377-99）の料理長によって編集され、1780年にロンドンで刊行されたもので、中世のさまざまな料理法が記されている。ハーブを使った料理も含め、196ものレシピが列挙されている。著者によれば、それらのレシピは宮廷の日常的な料理のほか、祝宴用の特別料理の作り方を料理人に伝授する目的で書かれたという。なお、表題にみられる 'cury' とは中世英語で 'cookery'（料理法）の意味。

5 ＊ディオスコリデス（生没年不詳） Dioscorides

　ギリシア人の医者。西暦60年頃に活躍し、その頃『薬物誌』*De materia medica* を著す。本書には約500種の植物が記載されているが、もともとこの著作は友人で同僚の医師アレイウスに献じられたものであった。本書は、その後ヨーロッパで出されたあらゆる本草書の典拠となり、18世紀まで影響力を保持していた。ディオスコリデスは『博物誌』で有名な大プリニウスの同時代人のひとりで、ローマの皇帝ネロ（在位54-68）に軍医として仕えた可能性も指摘されている。

6 ＊偽アプレイウス　Pseudo-Apuleius

　本草家。本名・素性ともに不詳で、その著作の書名もまちまちであるが、最も一般的に流布しているのは『アプレイウス・プラトニクスの本草書』*Herbarius Apulei Platonici* であろう。本書は400年頃編纂されたが、原本はギリシア語で書かれていたらしく、ディオスコリデスやプリニウスからの引用が多い。植物の効能については、その多くが処方というよりは呪文やまじないのようであり、かなり迷信的な要素が混入している。

　1050年頃にアングロ＝サクソン語に翻訳されたが、それは英語で書かれた最古の本草書といえるもので、現在大英図書館に所蔵されてい

る。写本は複数あるが、なかでも1200年頃にアングロ=ノルマン語で書かれたものは華美を極める。当写本は現在オックスフォード大学のボードリアン図書館に所蔵されている。

7＊『大本草書』 *The Grete Herball*

ピーター・トレヴェリスによって1526年に出版されたもので、サレルノ大学医学部教師プラテアリウスの手になる写本のフランス語版テキストがもとになっている。イギリスで刊行された初期の本草書のなかでは最も高い評価を得ていた。木版画はペーター・シェファーのドイツ語版『本草書』*Herbarius* ないしはヤーコブ・メイデンバッハによって出版された『健康の園』*Hortus Sanitatis* から模写されたものである。

8＊『バンクスの本草書』 *Banckes's Herbal*

1525年、印刷業者のリチャード・バンクスによって出版された本草書。印刷に付されたものとしてはイギリス最初の本草書といえる。著者は不明であるが、ハーブに関する中世の写本をもとに編纂されたものと推測される。植物の薬効や処方よりも、植物そのものの形態描写により多くの紙面がさかれており、ハーブの効能が厳密な意味で医学的ではない場合は、詩的な叙述になっている。ローズマリーについての説明は、その典型といえよう〔本書「ローズマリー」の項を参照〕。図譜はひとつもないが、その人気の高さは、本書が多くの版を重ねているところからもうかがえる。

9＊ペーター・シェファー（1425頃-1530） Peter Schoeffer

ドイツの出版・印刷業者。グーテンベルクの同僚で、のちに独立し、グーテンベルクの後継者となる。1484年にラテン語で書かれた『本草書』*Herbarius* を出版した。これにはドイツの植物が150種、記載されている。その翌年、シェファーは母国語であるドイツ語（といってもバイバリア地方の方言）で書かれた最初の『本草書』*Herbarius* を出版した。これがドイツ語で *Der Gart der Gesundheit*（『健康の園』）とよばれるもので、1485年マインツで出版された。この本には379点もの木版画が収載されている。前著ラテン語の『本草書』と同じく作者不詳であるが、編者はペーター・シェファーであると考えられている。

なお、同じマインツで1491年に『健康の園』*Hortus Sanitatis* もしくは『健康の源』*Ortus Sanitatis* なる書物が出版されているが、これは作者不詳でヤーコブ・メイデンバッハの手によって出版されたものである。本書は一部分シェファーの『健康の園』にもとづいているが、それよ

りも約100以上の薬草を扱っており、動物、鳥類、魚類、鉱石についての広範な記述や尿に関する論考も含まれている。

10＊『パリの家長』 *Le Ménagier de Paris*

1393年頃にパリの裕福な一市民によって、15歳の新妻のために書かれたもので、道徳・義務・家事・社交などに関する教えが記されている。実用的な内容のものが多く、園芸、買い物、鷹の調教、馬の治療についての叙述や380種類以上にも及ぶ料理のメニューも含まれている。中世版よき妻の心得といったところ。

11＊『田舎暮らしの利得』 *Opus Ruralium Commodorum*

1306年頃に書かれた農業・園芸に関する実用書。穀物・豆類の栽培法、ブドウの栽培とワインの作り方、果樹・野菜・薬草の栽培法、樹木の手入れ、畜産、養蜂など、幅ひろいテーマを扱っている。著者ペトルス・クレスケンティウス（1230頃-1320頃）はボローニャ近郊に暮らす地主で、ボローニャの判事などもつとめた。本書は、カトー、コルメラ、ウァローといった古代ローマの著作家たちの著作にもあたっており、18世紀にいたるまですぐれた農書・園芸書として権威を保っていた。

12＊悦びの庭　pleasure garden

『薔薇物語』のなかで描かれている悦びの庭（愉悦の園）は高い壁で囲まれた薔薇の園で、庭内にはマルメロ、桃、林檎などの果樹や丁子、アニス、シナモンといったスパイス類もあり、多くの小鳥たちであふれている。こうしたいわば'夢の庭'が当時の庭園風景をそのまま描写したものではないことは、言うまでもない。そこは宮廷風恋愛がくりひろげられる'愛の園'でもあった。

13＊ジョン・ラッセルの『養成書』 *Boke of Nurture*

宮廷に仕える奉公人たちを養成するために著された一種の教習本。内容的には食事の作り方や礼儀作法のことなどが書かれてある。著者のジョン・ラッセルは15世紀前半、グロースター公爵ハンフリー（ヘンリー6世未成年期の摂政）に仕えた人物で、執筆年代は1460年頃と推定されている。19世紀後半、フレデリック・ファーニヴァル博士によって最初の刊本が出された。

14＊クレチアン・ド・トロワ（生没年不詳） Chrétien de Troyes

12世紀後半のフランスの吟遊詩人。フランス王ルイ7世とアリエノール・ダキテーヌの娘、マリー・ド・シャンパーニュ（シャンパーニ

ュ伯夫人）の寵愛を受け、宮廷に仕えた。『ランスロット』や『パーシヴァル』など、アーサー王伝説を描いた騎士道物語（ロマンス）で名声を博した。『エレックとエニッド』は円卓の騎士エリックとその妻エニッドの夫婦の愛を描いたもので、アーサー王ロマンスでは最も初期の作品とされている。

15＊ジョバンニ・ボッカッチョ（1313-75）Giovanni Boccaccio

フィレンツェ生まれのイタリアの詩人・作家。ナポリで法学を学ぶかたわら、恋人のために多くの恋愛詩を書いた。代表作『デカメロン』（1350年）は、フィレンツェを襲ったペストの難をのがれて郊外の山荘にこもった10人の紳士・淑女が、ひとり1日1話ずつ10日間にわたって恋愛話や失敗談などを語ってきかせ、気晴らしをするというもの。全部で100話からなる。『十日物語』ともよばれる。

16＊トマス・マロリー（？-1471）Thomas Malory

『アーサー王の死』の著者。その生涯については不明な点が多く、2度ほど国会議員に選出された経歴をもつ一方、名うての犯罪者でもあり、数々の悪事をはたらいて何度も投獄された。彼は獄中にあっても『アーサー王の死』の執筆を続け、1470年までには完成していたと推測されている。この大作は、イギリス最初の印刷業者ウィリアム・カクストンによって1485年に出版された。

17＊ジェフリー・チョーサー（1340頃-1400）Geoffrey Chaucer

イギリスの詩人・作家。富裕なワイン商人の子としてロンドンに生まれ、国王エドワード3世の宮廷に出仕した。国王の命によってフランスやイタリアに派遣され、約8年あまり大陸諸国を外遊。イタリアではボッカッチョとペトラルカから大きな影響を受けたといわれる。代表作『カンタベリー物語』はカンタベリー大聖堂への巡礼者が道中それぞれの体験を語りあうというもので、ボッカッチョの『デカメロン』からヒントを得た可能性が高い。この物語にはチョーサーを含め互いに異なる社会階層や職業の人びとが30名登場するが、それぞれの風貌や性格も描写されており、文学作品とはいえ、中世末期のイギリス社会像をさぐるうえでも興味深い。

18＊セントーリ　centaury

キク科の多年草タムラソウ属（*Serratula*）の一種。かつて、この植物から黄色の染料が採集され、綿、絹、羊毛、亜麻などの染色に使われた。薬用にも利用される。

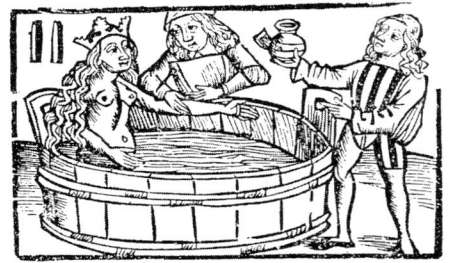

薬用入浴
（1513年、マティアス・フーブフにより
シュトラスブルクで出版された『健康の規範』より）

★ HERBS FOR COOKING ★
料理用ハーブ

中世の料理人
(1507年、ヨハン・フロシャウアーにより
アウグスブルクで刊行された『熟達した料理法』より)

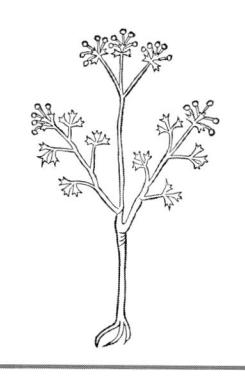

アニス

Anise
Pimpinella anisum L.
セリ科

　アニスの種子は、中世では食物の香味づけに使われた。それはひじょうに貴重で、値も張った。『パリの家長』によれば、アニスはゲッケイジュの葉やシナモンといっしょにゼリー状の肉の上にふりかけられた。また、木の実、ハチミツ、干しブドウにフェンネル、コリアンダー、キャラウェイを加えてつくられるジャムのレシピにも登場するが、このレシピは手が込んでいる。「このハーブの効用は、かくの如し」、と『バンクスの本草書』には次のように記されている。「アニスは肝臓の機能停止を防ぎ、不快なガスの排出を促し、主要な体液の流れを促進する」。

　アニスは現在、アニス酒やアブサン[*1]というリキュールに使われている。中南米諸国では、特にアニスの種子がパンやロールパン、クッキーの香味づけとして使われている。『アメリカ薬局方』[*2]には、薬の香料、とりわけ鎮痛剤の香味料として記載されている。

1 ＊アブサン
　蒸留酒をベースにニガヨモギなどの香草類を混ぜてつくられるアルコール度数の高いリキュール。

2 ＊『アメリカ薬局方』　*U.S.Pharmacopoeia*
　アメリカ合衆国の医薬品に関する品質規定書。アメリカで入手できる市販の医薬品は、これに定められている基準に適合しなければならないことになっている。薬局方は国または地域ごとに制定されており、その多くは公定書である。

【付記】
　エジプト、ギリシア、小アジア原産で、古代エジプト人はミイラをつくる際に、クミンとともに保存料、香料として用いていた。古代ギリシア・ローマ人にはよく知られていたハーブで、ことに香辛料として使われた。また、アニスには消化促進作用があり、ローマ人は豪勢な食事のあとに、よくアニスを口にした。アニスの種子はパンや練り粉菓子の風味づけに使われたほか、根は咳や高熱に効くとされた。かつては喘息や気管支炎の薬にも用いられた。ヨーロッパでの栽培は中世になってからのことである。ブリテン島では14世紀から使われているが、庭で栽培されたのは16世紀の半ば、エリザベス朝の頃からである。アニスを携帯していると、邪眼（イーヴィル・アイ）をもった人間ににらまれても災難を回避できるといわれていた。

　大陸諸国、ことにドイツでは多くのケーキにアニスが香味づけとして使われているほか、スープにも入れられる。フランス、スペイン、イタリア、それに南米諸国では、現在、強壮リキュールの醸造にアニスが使われている。

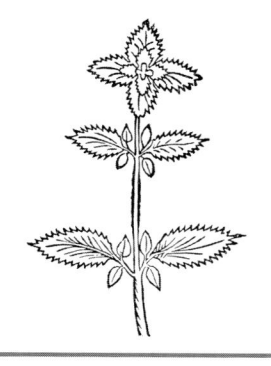

バジル

Basil
Ocimum basilicum L.
バジリコ、メボウキ

シソ科

　バジルは中世の多くの料理に風味を添えた。15世紀の写本では、バジルは「ポタージュ用」に栽培されるハーブのひとつに数えられている。『パリの家長』では、「緑色野菜の漬物」をつくるレシピに、ヒソップ、クラリーセージ、マジョラム、ソレルとならんでバジルが登場する。ディオスコリデスは、バジルを食べ過ぎないよう警告している。なぜなら、バジルは「視力を低下」させ、「消化不良」を引き起こすからである。中世の写本から抜粋した次の一節には、バジルの奇妙な効用が記されている。「食卓に並べられた料理を婦人に食べさせたくないなら、小さなバジルの葉を採取して、料理が運ばれてきたとき、気づかれないように、皿の下に置きなさい。俗説によると、バジルが敷かれている皿に盛られた料理を婦人はいっさい口にしないからだ」。

　バジルは今日では香味づけのハーブとして人気が高く、と

りわけ、トマト料理ではよく使われる。また、亀のスープや牛の尾(オックステイル)のスープのレシピにも登場しているほか、オムレツやサラダに入れてもおいしい。

【付記】
　その昔インドでは人が亡くなると、埋葬前にバジルの若枝を死者の胸に置いた。そうすると、死者は無事、黄泉の国に入っていくことができると考えられていたのである。インドではバジルは神聖な植物だった。ヨーロッパには原産地インドから持ち込まれた。ディオスコリデスは、バジルは消化不良をひきおこすと述べているが、他方でバジルの種子から搾取した汁液は「憂鬱」に効くと推奨している。バジルは古代ローマ人が好んだハーブのひとつで、家々の庭に植えられていたという。当時の農学者コルメラ（4-70頃）によれば、バジルはオリーブ料理の風味づけによく使われた。
　中世ではバジルはサソリと結びついていた。バジルの葉を粉末にし、それを嗅ぐと頭の中にサソリがわいてくるというのである。またサソリはバジルが好物で、壺の下にバジルの若枝を置いておくと、それが孵化してサソリになったという。こうした迷信は17世紀になっても信じられていた。

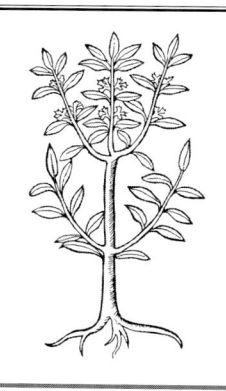

ゲッケイジュ
(月桂樹)

Sweet Bay
Laurus nobilis L.

クスノキ科

　中世では月桂樹の葉はスープ、ゼリー状の肉、ワインの香味づけに使われた。月桂樹を水に入れてオレンジの皮といっしょに煮込むと、「食卓で手を」洗う手洗い水ができる。月桂樹の葉はつけあわせとしても使われた。『パリの家長』は最初に出す料理のなかに「煮リンゴと直火で焼いたプロヴァンス産のイチジク」を挙げているが、「その上には月桂樹の葉が」のせられている。月桂樹の葉は「香りがとてもよいので、衣類の間に置かれた」。『バンクスの本草書』には、こう記されている。月桂樹は「痰や胆汁をのぞくのに効く。それはまた耳の不自由な人にも効く。というのも、その汁を耳に流し込むと、……耳が聞こえるようになるからだ」。『大本草書』は、疝痛〔さしこみ〕には「月桂樹の葉を入れた浴湯につかるとよい」と付記している。さらに「顔色がひどく悪い場合や、……若者の顔にニキビのようなものができたら……あたらしい月

桂樹の果実を採取して、その実を取り出しなさい。そして、さらさらの粉末にしてハチミツと混ぜ、それを顔面に塗るか、もしくは顔をハチミツ液にひたしなさい」。

今日、月桂樹はスープ、ソース、肉、獣肉、魚、そして市場で売られているピクルスの香味づけにも使われている。

【付記】
　ゲッケイジュはギリシア、イタリア原産で、太陽神で治癒を司る神でもあったアポロンに奉納された。デルフォイにある神託所では、ゲッケイジュの葉が占いに使われた。巫女たちはゲッケイジュを手にして、それを振り払いながら陶酔感にひたり、神のお告げをきいたといわれる。アポロンはゲッケイジュの葉でつくった冠を頭に載せていたが、これにならって後世、競技の勝者やローマの皇帝もゲッケイジュの王冠をかぶるようになった。イギリスの桂冠詩人（Poet Laureate）もこの慣行にならったものである。

　ゲッケイジュは焼肉の風味づけによく使われ、そのために菜園で栽培されていた。また、リウマチや泌尿器疾患の治療にも用いられた。ローマの博物学者プリニウス（23頃-79）によれば、落雷がない唯一の木がゲッケイジュだった。ローマ皇帝ティベリウス（在位14-37）は雷が大の苦手で、都ローマが激しい雷雨に見舞われると、いつも月桂冠を手にとって頭上に載せたという。

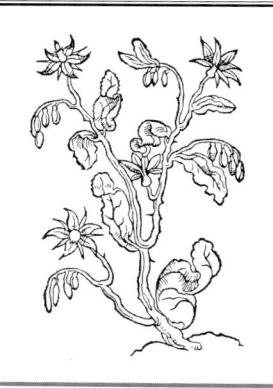

ボリジ

Borage
Borago officinalis L.
ルリヂサ

ムラサキ科

　ボリジの若葉を煮つめると、「ポレイ」すなわち青物スープができる。ボリジの新鮮な葉はミント、セージ、パセリ、ガーリック、フェンネル、ローズマリーとならんでサラダの重要な素材であった。青く美しいボリジの花は、しばしばカスタードクリームやサラダ、スープのつけあわせに用いられた。ボリジは治療にも効果を発揮した。『バンクスの本草書』によれば、ボリジは「人間の赤い胆汁を浄化し」、「黒い胆汁によって肥大する」腫瘍を消滅させる。また、「ワインといっしょにボリジ水を飲むと、うれしくなり、陽気になる」。人を元気づけ、勇気を奮い立たせるボリジの効果については、多くの著作家が言及している。

　新鮮なボリジにはキュウリに似た風味があるため、今日ではサラダや冷たい飲み物に添えられる。フランスでは、ボリ

ジの葉と花からつくられる煎じ薬は、発熱性の風邪に効く生薬として重宝されている。ハチはボリジの花をたいそう好む。そのためフランスの一部の地域では、ハチミツの蜜源植物としてボリジが大量に栽培されている。

【付記】

　地中海沿岸地域原産のボリジは、古くから勇気を奮い立たせ、人を陽気にするハーブとして知られていた。ボリジは気分を高揚させ、憂鬱な気分を払拭してくれた。「いつも歓喜をもたらすボリジ」と古詩にもうたわれている。こうしたボリジの効用についてはディオスコリデスやプリニウスも言及しており、ホメロスの叙事詩で有名な、憂いを忘れさせる薬ネペンテスはボリジのことであるといわれている。中世のヨーロッパでは、古代ギリシア・ローマの伝統にしたがって、ボリジを飲めば勇気がでると信じられていたため、騎士はボリジのハーブ・ティーを飲んでみずからを奮い立たせたという。イギリスの植物学者ジョン・ジェラード（1545-1611）によれば、「ワインに浸したボリジの葉と花は、男と女をうれしく、陽気にさせ、あらゆる悲しみ、うっとうしさ、憂鬱を追い払ってくれる」。ボリジはとりわけ病後の疲労回復に効くといわれ、強壮効果もあった。青く美しいその花は、16～17世紀のイングランドでは刺繍模様に好んでとり入れられた。

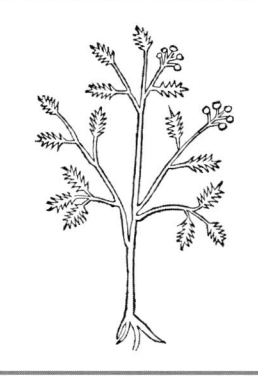

キャラウェイ

Caraway
Carum carvi L.
ヒメウイキョウ

セリ科

　中世では多くの場合、宴の最後に「キャラウェイ糖菓」が出された。よく知られたその種子はアニスの種子、コリアンダー、ウイキョウとならんでジャムづくりのレシピに登場する。キャラウェイの葉も「ポタージュ」に使われた。キャラウェイの薬効は、ディオスコリデスによって保証済みである。それによれば、キャラウェイは「体を温め」、「胃に効く」。『バンクスの本草書』によれば、キャラウェイは「不快なガス」を消失させ、「咳を」止める。さらに、「突発的な激しい発作や、有毒生物に嚙まれたときにも効く。また、抜け落ちてしまった髪の毛を回復させる育毛効果もある」。

　キャラウェイの種子は今日、パンやケーキ、菓子などの香味づけとして広く使われている。またその精油は、バルト海東岸地方名産のキュンメル酒のようなリキュールの蒸留に際して、重要な役割を演じている。『アメリカ薬局方』には、下剤の香味料として記載されている。

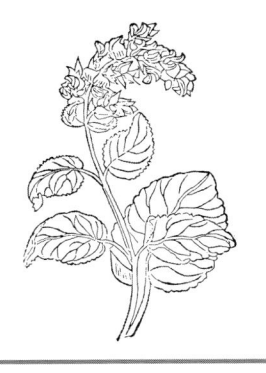

クラリーセージ

Clary
Salvia sclarea L.
オニサルビア

シソ科

　「キリストの目」(Oculus Christi) ともよばれたクラリーセージは、中世ではなじみの香味野菜だった。中世の本草書には「ポタージュに入れると肉がやわらかくなる」と記されている。『パリの家長』ではハーブオムレツの食材のひとつに数えられているほか、「魚を保存するために用いられる緑色野菜のピクルス」のレシピにも登場する。15世紀の写本には、クラリーセージは「酒造り用のハーブ」と記されている。それよりやや後代の写本には、次のように記されてある。「エール醸造人のなかには、大酒飲みがよろこぶような強い酒をつくろうと、酒の中にクラリーセージを入れるものもいる」。クラリーセージの種子は「眼病」に効いた。

　現在は、精油採取用にヨーロッパで商業的に栽培されているが、その精油はラベンダーに似た芳香を放ち、香水の揮発防止剤として使われている。クラリーセージの花からつくるワインはおいしいとの評判である。

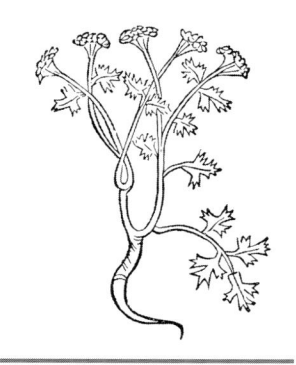

コリアンダー

Coriander
Coriandrum sativum L.
コエンドロ

セリ科

　コリアンダーの種子は、中世ではワインやジャム、それにスープや肉料理にも香味料として使われた。子牛や鶏肉をベーコンといっしょに水とワインで煮込んだおいしそうな料理には、「赤いコリアンダーとよばれるスパイス」がパウダー状にふりかけられ、「ザクロの種子と揚げたアーモンド」が添えられた。本草学者によれば、コリアンダーの種子は「解熱効果があり、3日目に熱がひく」。また「ハチミツといっしょにのむと」、虫下しの効果がある。

　コリアンダーは今日、カレー粉、フランクフルトソーセージ、ピクルス、リキュールの香味料として栽培されているが、美味という理由だけで薬にも使われている。コリアンダーは『アメリカ薬局方』にも収載されている。

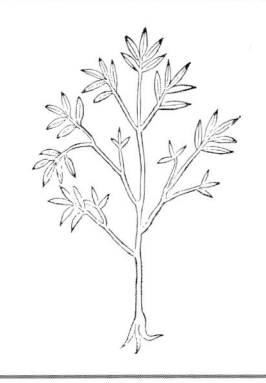

クミン

Cumin
Cuminum cyminum L.
セリ科

　聖書の時代には、パリサイ人[*1]はクミンで十分の一税[*2]を納めた。また中世イングランドでは、家臣はしばしば自身の封建役務に代わる免役地代としてクミンの種子を納付した。クミンは、家禽料理のスパイスとしてよく使われた。『パリの家長』には雌鶏を水とワインで煮込んでから油で揚げ、細かくきざんで、ショウガ、酸味のある果汁、サフラン、そしてクミンを加えた料理のレシピが挙げられている。これは「コミネ・ドゥ・プレイユ」〔クミン風味のチキン・ポトフ〕とよばれた。クミンは、しばしば最高級料理と目される孔雀の丸焼きの香味づけに使われた。『バンクスの本草書』によれば、「クミンの薬効は、不快なガスを消失させ、胃のなかにある他の有害物を除去することにある」。

　現在では、クミンは、カレーパウダーやザウアークラウト、ドイツパンの材料、さらにはキュンメル酒に代表されるリキュールにも使われている。

★料理用ハーブ★

1＊十分の一税
　中世ヨーロッパにおいて、教会が教区民から徴収した税。理論的には土地からあがる生産物ないしはその他の経済的取得物の十分の一が支払われることになっていたが、実際には必ずしも厳密に収穫物の十分の一が納付されたわけではない。収穫物の十分の一は神のものであるとする当税の根拠は聖書にみられる。たとえば、旧約聖書のレビ記27章30節には「地の十分の一は地の産物であれ、木の実であれ、すべて主のものであって、主に聖なる物である。」と記されている。十分の一税との関連でクミンが登場するのは新約聖書のマタイによる福音書23章23節で、そこには次のように記されている。「偽善な律法学者、パリサイ人たちよ。あなたがたはわざわいである。はっか、いのんど、クミンなどの薬味の十分の一を宮におさめておりながら、律法のなかでもっと重要な、公平とあわれみと忠実とを見のがしている。」

2＊パリサイ人
　『旧約聖書』の律法に厳格なパリサイ派の人びと。古代ユダヤ教の最大宗派で、律法学者や一般市民の多くがこの派に属していた。

【付記】
　ロースト・チキンやロースト・ダック用の甘酸っぱいソースは、よくクミンで風味づけされた。クミンは料理用ハーブとしてのみならず、治療用ハーブとしても重要だった。胃痛の治療薬として重宝されたほか、鼓腸をやわらげる効果もあった。プリニウスによれば、吐き気を抑えるにはクミンが最適だった。また、夫婦の交わりの際に、クミンのにおいを嗅ぐと、その魔力によって婦人は妊娠しやすくなるという俗信もあった。

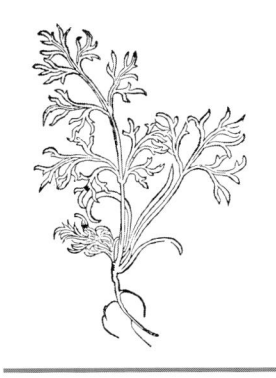

ディル

Dill
Anethum graveolens L.
イノンド
セリ科

　ディルは中世では香味野菜として栽培されていた。それはまたナデシコ、スイート・マジョラム、ニンニクその他とならんで、「香味と美のためのハーブ」のひとつに数えられていた。『バンクスの本草書』はディルの薬効を証明している。「ディルは、鼓腸を抑え、不快なガスが胃腸にたまるのを防ぐ。さらにしゃっくりを止める。このハーブの種子を火で焼き、傷の上にのせると、ほどなくして傷は治る」。

　今日、ディルはキュウリのピクルスの香味づけとしてよく知られている。ゆでたキャベツ、カブ、カリフラワーにディルを入れるとおいしいと言われている。「ディル・ウォーター」は、刺激性の少ない小児用の胃痛止めの水薬として『イギリス薬局方』に記載されている。

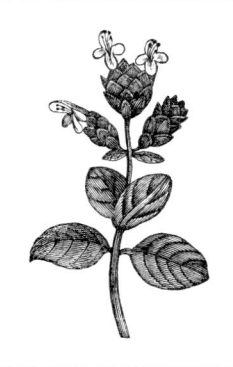

クレタ・ディタニー

Dittany of Crete
Origanum dictamnus L.
シソ科

　クレタ・ディタニーは、おそらくシャルルマーニュのハーブ目録にみられるディタニーのことであろう。このハーブは中世のあるレシピのなかで、ヘンルーダ、コショウ、パセリ、ニンニクとともに魚用「ペッパー・ソース」として使われている。別のレシピでは、ハーブオムレツに使われる15種類のハーブのひとつに数えられている。中世の本草書によれば、ディタニーには「人間の体のなかからトゲ、すなわち鉄分」を抜き出す特性があった。

　ディタニーは、ベルモット酒*には欠かせない重要なハーブであり、サラダの香りづけにもよい。この植物はアメリカでは比較的めずらしい部類にはいる。ミカン科のヨウシュハクセン（*Dictamnus albus* L.）も、しばしばディタニーとして知られているが、こちらのほうがより一般的である。

　　　　*ベルモット酒
　　　　　白ワインをベースに各種の香草や香辛料を配合してつくられる。

【付記】
　クレタ・ディタニーとヨウシュハクセンは、中世にあっては混同されていた。一説によると、両者の区別が明確になるのは16世紀半ばのことであるという。シャルルマーニュ（カール大帝）のハーブ目録にみられるディタニーに関して言えば、それがクレタ・ディタニーなのか、あるいはヨウシュハクセンなのか、学者によって意見が異なる。いずれにせよ、種小名のディクタムヌス（dictamnus）は、クレタ・ディタニーの群生地であったクレタ島のディクテ山に由来する。これは英名ディタニー（Dittany）の語源にもなっている。
　その昔、クレタ島の山羊は矢傷を負うと、その地に生い茂っているディタニーをさがし求めたという。それを食べるとすぐさま矢が抜け落ち、傷も癒えることを経験的に知っていたからである。島の羊飼いは、クレタ・ディタニーの葉で湿布薬をつくり、生傷の治療に用いた。古代ギリシアでは、ディタニーは兵士の体に突き刺さった槍や弓矢を抜き出す効があることで知られていた。古代ローマの詩人ウェルギリウス（前70-前19）によれば、トロイア戦争でアエネウスは矢をうけ、深手を負った。それを知った母親のウェヌス（ヴィーナス）はクレタ島にわたり、ディタニーを採取して、息子の傷口にあてた。すると矢は抜け落ち、すぐに傷も癒えたという。古代ギリシアの医師ヒポクラテス（前460-前377）は、胃腸病や消化不良の治療薬としてディタニーをすすめている。
　ヨウシュハクセンは乾燥した状態で火をつけると、全草が炎をあげて燃えあがるほど大量の精油を分泌する。かつてこの花を嗅ぐと、鼻カタルに効くとされた。他方で、それはリキュールの香味料にも用いられた。

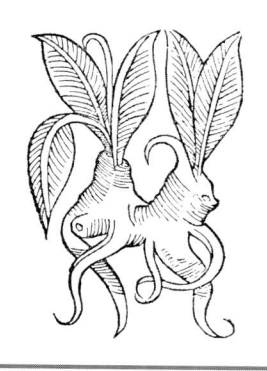

エレキャンペーン

Elecampane
Inula helenium L.
オオグルマ

シソ科

　14世紀の料理本には、エレキャンペーンの根で砂糖菓子をつくる方法が書いてある。「エレキャンペーンを採取し、水の中に入れて煮込みなさい。それを取りあげ、すり鉢でよくすりつぶしなさい。卵、サフラン、塩を混ぜあわせ、それを火にかけなさい。ただし、煮込まないように。その上にスパイスや砂糖をふりかけて出しなさい」。『バンクスの本草書』によると、このハーブの薬効は次の如し。「歯がぐらぐらしたら、このハーブを食べるとよい。そうすれば、もとの状態に戻るであろう」。それはまた「咳にも効く」。

　エレキャンペーンの根はヨーロッパでは百日咳、気管支炎、喘息の薬として、今日でも使われている。アメリカでは、獣医が馬の治療に使用している（中世では、エレキャンペーンは、一般に「馬薬」として知られていた）。エレキャンペー

ンはアブサン酒や、アルザス地方産の芳香を放つ特別なワインの原料になっている。

【付記】
　古代ローマではハチミツに浸けたエレキャンペーンの根茎を食べることが流行した。これは初代ローマ皇帝アウグストゥス（在位前27-後14）の娘ユーリアにならってのことだった。プリニウスによれば、断食をしてエレキャンペーンの根茎を嚙んでいると、ぐらついた歯もしっかりと固定されるという。中世の修道士は、これを強壮剤として用いた。エリザベス朝のイギリスでは、エレキャンペーンの根茎は砂糖づけにされ、砂糖菓子として宮廷で人気を博した。エレキャンペーンの根にはイヌリンとよばれる多糖類の成分が含まれているが、それは種々の薬効を発揮した。エレキャンペーンの根を煮込み、ハチミツで味つけしたものは、去痰、息切れ、痙攣、鼓腸の緩和、獣の咬傷に効いた。とりわけ呼吸不全には非常に有効な薬草とされていた。

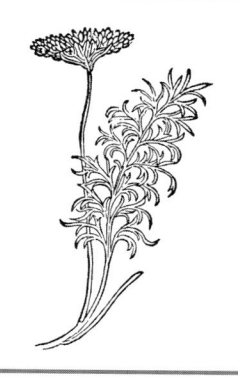

フェンネル

Fennel
Foeniculum vulgare Mill.
ウイキョウ

セリ科

　フェンネルの用途は幅広かった。その種子は菓子、魚用ソース、ソーセージ、そしてスープに風味を添えた。「冷たいポタージュには……アーモンドの果肉を取り出し、それを布に包んで乾燥させなさい。乾いたら、容器に入れなさい。それに塩、砂糖、ショウガのホワイトパウダー、そしてフェンネルの汁液をワインといっしょに加えなさい」。『パリの家長』では、新しいワインで煮込み、乾燥させたフェンネルの種子が洋ナシ料理の仕上げに用いられている。フェンネルの葉をパセリ、テンサイの葉といっしょに煮込むと、"ポレイ"とよばれるおいしい野菜スープができた。フェンネルの生葉は、グリーンサラダの重要な素材となった。中世の本草家は次のように述べている。「フェンネルの種子は胃に効く」。「さらにワインといっしょに飲むと、水腫、それにあらゆる腫れがひくであろう」。フェンネルは目のかすみや、虫耳炎にも効いた。

また、母乳の泌乳量の増加を促した。

フェンネルは現在でも魚のソースやサラダ、スープ、そして飲み物の風味料にも使われている。『アメリカ薬局方』には、下剤の重要な成分として記載されている。

【付記】
フェンネルは四旬節（本書「タンジー」の項を参照）のときに塩漬けした魚といっしょに食べられた。それによって消化もよくなり、鼓腸も緩和されたためである。フェンネルはまた、呼気をさわやかにした。フェンネルの種子は肥満防止によいとされたほか、それを嚙んでいると空腹感もやわらぐといわれた。フェンネルは食欲を抑え、空腹感をまぎらわせてくれたのである。そのため、フェンネルは断食日によく食された（本書「オランダシャクヤク」の項を参照）。

プリニウスはその薬効に厚い信頼をおいており、22種類もの治療法があると述べている。さらに彼によれば、ヘビは脱皮するときにフェンネルを食べる。また、ヘビはフェンネルにからだをこすりつけ、その汁液で衰えた視力を回復するという。フェンネルのもっている視力回復の効は人間にも当てはまり、多くの本草家がそれに言及している。また他のセリ科植物と同様、フェンネルには胃腸内のガスを排出する作用もあった。

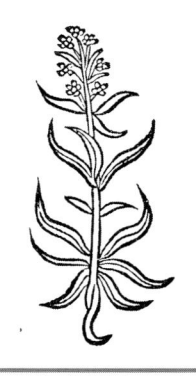

ヒソップ

Hyssop
Hyssopus officinalis L.
ヤナギハッカ

シソ科

　"ヒソップ"とよばれてきた植物は多々あるが、聖書の中のヒソップは今日ではマジョラムの一種であったと考えられている。中世では、ヒソップはスープ、ピクルス、ミートパイそして鶏肉の詰め物に苦みを添えた。煮汁のレシピのひとつには、こう記されている。「パセリ、ヒソップ、セージを採取して、それを細かく切りきざみ、ワインと水で煮込みなさい。それにコショウを少し加え、出しなさい」。15世紀の写本では、ヒソップは「酒造り用ハーブ」のひとつに数えられている。『バンクスの本草書』では、ヒソップの汁液は「口内のありとあらゆる病を治す」と記されている。それは「人間の体内にいる寄生虫を駆除する」。「また、葉を煎じて、もしくはパウダー状にして飲むと顔色がよくなる」。

　ヒソップは、現代のヨーロッパの料理でも使われており、フランス産のシャルトルーズのような多くのリキュールには欠かせない。

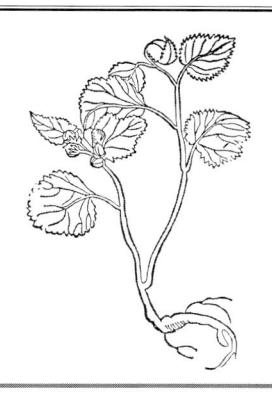

マロウ

Mallows
Althaea officinalis L.　ビロードアオイ
Malva sylvestris L.　ウスベニアオイ

アオイ科

　マロウは、ビート、クラリーセージなどとならんで、中世ではありふれた野菜のひとつだった。マロウと羊の脂でつくられた軟膏薬は、痛風に効いた。「酢と亜麻仁油に浸した」マロウは、「人間の体内にできる悪性腫瘍」に効いた。さらにマロウは魔除けにもなった。

　ヨーロッパやアジアの地方に住む人びとは、今でもマロウの根や葉を野菜として料理に用い、その若葉をときどきサラダに添えている。胸の痛みをやわらげる薬用ドロップや皮膚の炎症を抑える湿布剤もマロウからつくられる。フランスでは、歯が早く生えてくるよう赤ん坊にマロウの根を嚙ませる。ビロードアオイの根は『アメリカ薬局方』には皮膚の軟化薬として記されている。

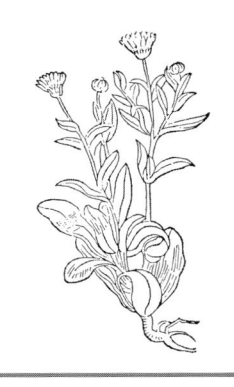

キンセンカ

Marigold
Calendula officinalis L.
マリゴールド

キク科

　キンセンカの花は、生花であれドライフラワーであれ、中世のスープと飲み物に彩りと風味を添えた。キンセンカには大きな薬効もあると考えられていた。キンセンカをながめているだけで、「邪悪な体液」が頭の中から抜き取られ、視力が強化されると人びとは考えていた。キンセンカは「ペスト」、中毒、内臓疾患、頭のかさぶた、そして口論を鎮めるのにも効果を発揮した。『大本草書』には、「未婚の女性たちは祝宴や婚礼に出かけるときに、キンセンカの花輪をつくる。なぜならキンセンカの黄色の花びらはとてもきれいで、赤みがかかっているから」と記されている。

　近年、キンセンカの化粧水や軟膏は、捻挫や外傷、それに皮膚疾患に使われている。キンセンカの花びらは、スープに入れるとおいしい。

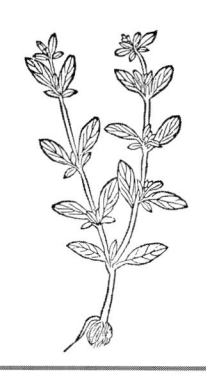

マジョラム

Marjoram
Origanum vulgare L.
マヨラナ、ハナハッカ

シソ科

　マジョラムは中世の庭園には「なくてはならない」ものだった。それはスープ、肉料理、オムレツ、ピクルス、サラダの香味づけとして使われた。クレスケンティウスによれば、マジョラムは「高貴な味」がした。ホップが「発見」される以前は、エールやビールを醸造する際、ホップの代わりにマジョラムが使われた。マジョラムは「ヒポクラス*」という香辛料入りフランスワインの、手の込んだ醸造用レシピにも記されている。甘い芳香のマジョラムは、食事の際に使用する手洗い水にうってつけだった。マジョラムを額に結びつけておくと風邪が治ったという。ワインといっしょに飲むと腹部が温まり、消化を促進した。マジョラムは「香味と美しさ」ゆえに栽培された。

　マジョラムは今日、詰め物料理、サラダ、それにスープの上等な調味料として多くの国々において、腕利きの料理人に

よって使われている。マジョラムから抽出された精油は香水の重要な成分になっている。

> *ヒポクラス
> 西洋医学の祖ヒポクラテス（前460-前377）から名前をとってつくられた薬酒の一種。極上のシナモン、メッカ産のショウガ、ナツメグ、カヤツリグサなどのハーブに砂糖とワインを混ぜてつくられた。

【付記】
　古代ローマ人はマジョラムを好んで料理に使った。当時の美食家アピキウス（前1世紀）の料理本には多くのメニューが載っているが、たとえば肉料理に使われるグリーン・ソースは、コショウ、ラヴィッジ、マジョラム、ヘンルーダ、タマネギをみじん切りにして、ワイン、ハチミツ、酢、オイルを混ぜてつくられた。マジョラムには消化を良くする効能があったため、こってりした料理にもよく使われた。
　マジョラムは薬用ハーブとしても用いられ、古代ギリシアでは筋肉痛、リウマチ性関節炎、腫れものの湿布薬に使われた。ジェラードは、マジョラムはアヘンやドクニンジンの解毒剤にもなり、とくにワインや干しブドウといっしょに飲ませるとよい、と述べている。また、アメリカに渡った初期のイギリス人植民者たちは、消化促進のためにマジョラム・ティーを愛飲した。それはまた呼吸器系疾患にもよいと考えられていた。

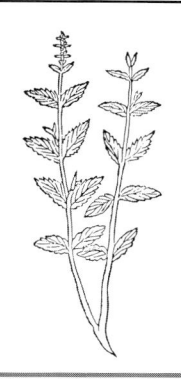

ミント

Mints
Mentha aquatica L.
M. piperita L.　セイヨウハッカ、ペパーミント
M. rotundifolia (L.) Huds.
M. spicata L.　オランダハッカ、スペアミント

シソ科

9世紀の著作者が言うには、ミントの種類の多きこと、あたかもバルカン〔ローマ神話に登場する火と鍛冶の神〕の溶鉱炉から飛び散る火の粉の如くである*。中世ではミントの効用は、その種類と同様に多かった。肉料理、オムレツ、サラダの数えきれないほど多くのレシピにミントが記されている。ミントは床にまき散らされたほか、凱旋式のときには往来にもばらまかれた。『バンクスの本草書』によると、ミントを歯に擦りつけると「口内に甘くてさわやかな香りがひろがる」。ソースにすると、「肉が食べたくなるだろう」。また、ミントを湿布薬として使うと「面疔」も治る。ミントは歯痛に効くほか、嘔吐の防止にも使われた。「ミントを頻繁に食べていると、体内の寄生虫が駆除される」。

現在、ミントはソース、飲み物、飴、チューインガム、さらに歯磨き粉や消化不良の治療薬用に多量に栽培されている。『アメリカ薬局方』にはペパーミントとスペアミントが収載されている。

> ＊このように述べたのは、ボーデン湖畔にあるライヒェナウ修道院の院長にして詩人でもあったヴァラフリド・ストラボ（809頃-849）である。彼の作品『ホルトゥルス』（小庭園）には29種類の植物が登場するが、その大半は南欧・地中海沿岸地域原産の薬用植物である。

【付記】
　ギリシア神話によれば、あるとき冥界の王ハーデスは美しい水の妖精メンテーに恋をする。それを知ったハーデスの妻ペルセポネは嫉妬のあまりメンテーを踏みつけた。するとハーデスは突進してきて、すぐさまメンテーを植物に変えてしまった。ペルセポネは、メンテーは通行人によって永久に踏みつけられるであろうと考え、納得した。しかし、ハーデスはメンテーに甘い香りを与え、そばを通るたびに慈しんだという。こうしてミントは誕生した。ミントの学名にはこうした逸話が秘められている。
　古代ギリシア・ローマの時代からミントの治癒力は知られていた。ペパーミントは消化によいとされ、食後にはよくペパーミント・ティーが飲まれた。それは疲労回復にも効くとされていたほか、痙攣にも効果を発揮した。ペパーミントはスペアミントよりも香りが強く、苦みがある。スペアミントは南欧、西アジア原産で、ローマ人によってひろめられた。スペアミントはイギリスの伝統的なハーブとされ、古くから薬園で栽培され、料理に用いられてきた。薬用としては、小児の発熱性疾患に用いられた。また甘みを加えたスペアミント・ティーは胃炎、しゃっくり、吐き気に効果を発揮した。

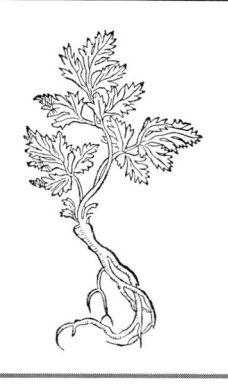

パセリ

Parsley
Petroselinum crispum Nym.
セリ科

　パセリは「ポタージュに入れるとおいしくなるし、鶏肉に詰め物をするためにも」使われた。『パリの家長』は、こう述べている。「即席スープを作る」には、「パセリを摘んできてバターで炒め、上から熱湯を注いで煮込み、塩を加えなさい。そして、スープに浸して食べるパン切れを出しなさい」。パセリはまたハーブオムレツ、緑色野菜のピクルス、それに中世ではハーブを必要としたほとんどすべての料理に不可欠の食材だった。パセリは中世でもつけあわせに使われた。『バンクスの本草書』によると「パセリは血液を著しく増加させる。……パセリは脇腹の痛みと水腫に効く。パセリは心臓と胃の働きを活発にする」。

　パセリにはビタミンが豊富に含まれているため、今でも料理にパセリを添え、食べている。パセリは中世とほとんど同じように、現代でもスープ、シチュー、ハーブオムレツに使われている。パセリはお馴染みのハーブのひとつである。

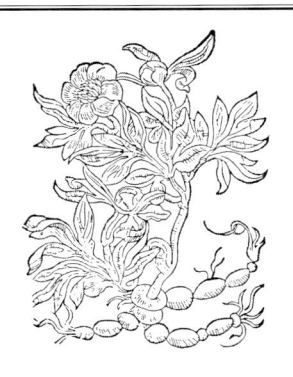

オランダシャクヤク

Peony
Paeonia officinalis L.
ボタン科

　オランダシャクヤクの種子は香辛料として料理に使われた。『農夫ピアーズ(エェルワイフ)』*の飲み屋の女将は言う。「私はコショウとオランダシャクヤクの種子と1ポンドのニンニクとほんのわずかのフェンネルの種子を断食の日のために持っている」。『バンクスの本草書』によると、オランダシャクヤクは「さまざまな婦人病に効く。この種子を黒いうちにのめば、出産の苦しみが軽減される。婦人がそれを服用する場合は、一度に15粒のまなければならない」。オランダシャクヤクの根はめまいや精神異常の治療のために使われた。「さらに男女を問わず、てんかんを持っている人は、それを食べ、ワインといっしょに飲み、その根を首のまわりにかけておけば、15日以内に必ず救われるにちがいない」。一部の学者は、嵐、悪魔、悪夢、恐怖からまもってくれると断言している。オランダシャクヤクはときには「聖なるバラ」とよばれた。

　中世に考えられていたオランダシャクヤクの効能は、今日

では認められていないようである。

> *『農夫ピアーズ』 *Piers Plowman*
> 14世紀後半に書かれた頭韻詩で、作者はウィリアム・ラングランド(1330頃-1400頃)と伝えられている。当時の社会や教会の腐敗を寓意によって攻撃している。

【付記】

　オランダシャクヤクの英名ピオニー(Peony)は、ギリシア神話に登場する医師パエオン(Paeon)に由来する。名医の誉れ高いパエオンは、トロイア戦争で負傷した神々の傷をオランダシャクヤクで治したという。中世では伝染病の特効薬として珍重され、薬草園で栽培されていた。ブリテン島には自生していないが、唯一ブリストル海峡に浮かぶスティープ・ホウム島に咲いている。同島にある修道院では、13世紀にオランダシャクヤクが栽培されていたという。また、イングランド王エドワード1世(在位1272-1307)は、1275年にロンドン塔の敷地内にあったみずからのお気に入りの庭にオランダシャクヤクを植えている。

　ジェラードによれば、眠っている人を窒息させるという恐ろしい"ナイトメア"(夢魔)とよばれる病の特効薬は、ワインもしくはハチミツ酒にオランダシャクヤクの種子を15粒入れてつくられた。それはまた憂鬱な夢にも効いた。昔は、オランダシャクヤクの種子を糸に通して首かざりをつくり、それを魔除けのお守りとして首にかけた。

プリムローズ

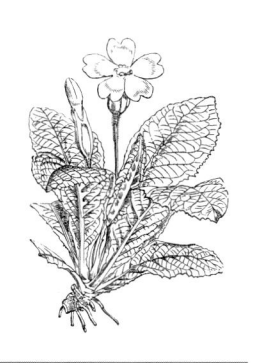

Primrose
Primula vulgaris L.
イチゲサクラソウ

サクラソウ科

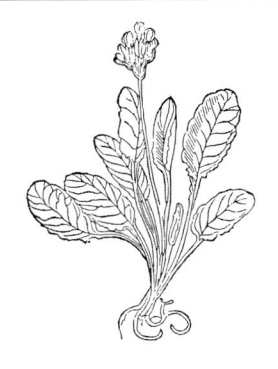

カウスリップ

Cowslip
P. veris L.
キバナノクリンザクラ

サクラソウ科

　中世では、プリムローズの葉は香味野菜として、また「プリムローズの若芽」はサラダの材料として使われた。「プリムローズ」とよばれた料理は、「米の粉、3ポンドのアーモンド、半オンスのハチミツ、サフラン、そしてプリムローズの花弁」からつくられたが、味を抑えるためにアーモンドミルクを混入し、粉末のショウガがふりかけられた。『バンクスの本草書』によると、「さらに、プリムローズの汁液を鼻腔に垂らすと偏頭痛を取りのぞいてくれる」。

　カウスリップは「中風のハーブ」とよばれた。なぜなら、「麻痺、痛風、てんかんとよばれる大きな災いに見舞われた人に効く」と考えられていたからである。『蒸留液の効能書』＊によれば、カウスリップの葉と花弁からとった蒸留水は、「風邪からくる頭痛」、「狂犬に咬まれたとき」、そして「出産をひかえた女性に」効く。さらに、「顔をカウスリップでよ

く洗うとニキビや吹き出物を取りのぞき、肌をきれいにしてくれる」。

　北欧の田舎に住む人びとは、今でもカウスリップのワインをつくっているが、本草家たちはそれを鎮痛剤として推奨している。プリムローズの根を煎じたものは、神経性の頭痛薬としてしばしば服用される。

>　*『蒸留液の効能書』　*The vertuose boke of distyllacyon*
>　ハーブの薬効調べを目的とした蒸留法に関する書。著者はシュトラスブルク生まれの医師ヒエロニムス・ブラウンシュヴァイク（1450頃-1512年頃）。原文はラテン語で、1527年にローレンス・アンドルーによって英訳された。

【付記】
　プリムローズは4～5月頃、薄黄色の花をつける。伊語で「春」を意味するプリマヴェーラ（primavera）に由来し、「春に咲く最初の花」の謂である。ジェラードによれば、プリムローズの根からとった汁液を鼻腔にたらすと、頭がすっきりする。
　カウスリップには神経の興奮を抑える鎮静作用があるといわれ、17世紀にはその汁液で薬用シロップがつくられた。さらに顔のしわやしみを取る美顔効果もあるといわれた。また、カウスリップの花の房が鍵の束を連想させるところから、天国の入口にある鍵を象徴するものと考えられた。独語の名称ヒンメルシュリュッセル Himmelschlüssel（ヒンメル Himmel は「天国」、シュリュッセル Schlüssel は「鍵」の謂）には、その象徴的意味が明瞭にあらわれている。

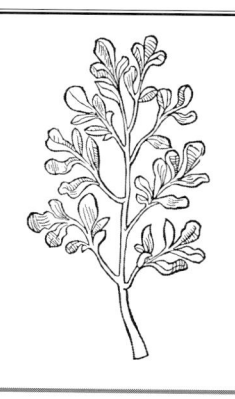

ヘンルーダ

Rue
Ruta graveolens L.
ミカン科

　ヘンルーダには苦みがあるが、中世ではサラダ、ハーブオムレツ、魚用ソースの風味づけとしてよく使われた。15世紀の写本ではヘンルーダは「酒造り用」ハーブに数えられているので、おそらくワインやビールの風味づけにも使われていたのであろう。ヘンルーダは、病気、昆虫、魔女など、ありとあらゆる毒物から体をまもる解毒剤と考えられていた。ヘンルーダは恩寵のハーブ*として知られていた。偽アプレイウスは「嗜睡、すなわちわれわれの言葉でいえば健忘症とよばれる病気には、ヘンルーダを採取して、酢で洗い、それを額に当てなさい」と述べている。『バンクスの本草書』は、ヘンルーダは頭痛、「脾臓と肝臓の機能停止」、中毒、蛇の咬傷に効くと推奨している。「また視力が衰えたときは、ヘンルーダをエールといっしょに深なべに入れ、その煎じ汁を患者に絶えず飲ませなさい」。

　ヘンルーダは「香酢」に使われるハーブのひとつだが、イ

タリア人はしばしばサラダに加える。ヨーロッパの地方に住んでいる人びとは、ベッドのなかにヘンルーダを入れ、南京虫が寄りつかないようにしている。また、ヘンルーダの若枝を家のなかにつるして蝿よけにもしている。

> *「恩寵のハーブ」　herb of grace
> 　その昔、ミサのときにヘンルーダを使って聖水をふりかける習慣があった。ヘンルーダが「恩寵のハーブ」とよばれたのは、そのためである。

【付記】
　ディオスコリデスは、ヘンルーダは咳と炎症に効くと称賛した。古代ローマ人はヘンルーダとパセリでつくったネックレスを首にかけ、魔除けにした。古来、ヘンルーダは眼精疲労、視力回復の特効薬として知られ、古代ローマの彫刻家や画家、あるいは中世の職人や写本の作成に従事した写字生はそれをよく嚙んでいたといわれる。プリニウスによれば、ヘンルーダは牛の病気に効く唯一のハーブでもあった。また、イギリスの巡回裁判官はヘンルーダを携帯し、未決囚の"監獄熱"（発疹チフス）から身をまもったという。植物学者ジェラードによれば、ヘンルーダは解毒剤として、毒ヘビの咬傷やサソリの刺し傷などに用いられた。

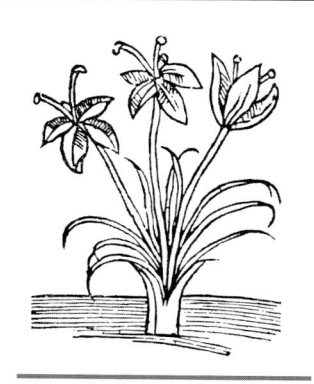

サフラン

Saffron Crocus
Crocus sativus L.
ミカン科

　中世の裕福な家庭のレシピのおよそ3分の1が、サフランで占められている。「後生だから、スープの鶏はサフランで色づけを」と懇願する者もいるほどである。サフランは黄金色の色素に加え、独特の風味を添えた。ヘンリー8世は、食べ物にサフランを入れるのをたいそう好み、宮廷の女官たちがサフランを毛染めに使うのを禁じた。利用できるのは花柱〔めしべ〕だけなので、1ポンド〔約450グラム〕の量を採取するのに、約7万5000輪のサフランを要する。『バンクスの本草書』によれば、サフランは「人間の腹の底にたまっている、ありとあらゆる憎悪を消し去り、人を眠りに誘う」。

　サフランは現在、あまりにも高価なため、染料だけに使われることはない。東洋的な香りのする香水では、独特の芳香を放つものとして珍重されているほか、いくつかの料理、ことにスペイン料理では香味料として使われている。子供がはしかにかかると、多くの母親は子供にサフランの葉の薬湯を飲ませる。それを飲むと発疹がひくと信じられているからである。

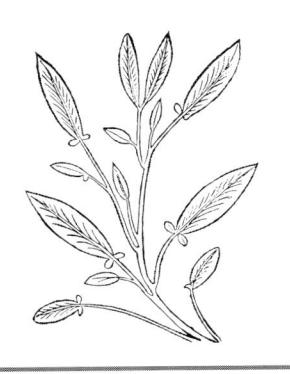

セージ

Sage
Salvia officinalis L.
ヤクヨウサルビア

シソ科

　中世のハーブ目録では、セージは首位の座を占め、他のハーブを圧倒していた。セージは「ポタージュ」、サラダ、「豚肉のソーセージ」、家禽の詰め物、それにミートパイ用に栽培された。『料理の形式』には、こう書かれてある。「ドイツ産白ワインに浸けた鶏肉料理」をつくるには、「鶏肉をさっと湯通しせよ。使うハーブはパセリとセージだけで、それ以外は不要。ニンニクとブドウを用意し、それを鶏肉にいっぱい詰め、おいしい煮汁で煮込んで……食卓に出すように」。『パリの家長』には、食事の際に手洗い水として使うセージ水のつくり方や、白ワインにセージ、ショウガ、ゲッケイジュの葉で風味づけをする方法、それに「セージその他のハーブ」を「投げ入れた」熱湯の湯気を吸入しながら、歯痛をなおす方法などが記されている。セージは、健康全般によいと考えられていた。中世の格言のひとつに、「庭でセージを植えていれば、

死ぬはずがない」というのがあり、よく引用される。セージは緊張をやわらげ、麻痺による震えを鎮め、消化をよくする。「さらに、」と『バンクスの本草書』は、次のように述べている。「セージは毒物やヘビ、サソリなどが分泌する毒液にも効く。セージをエールかワインで煮出し、それを3日間飲み続ければ、神の恩寵により、もとの健康体をとりもどす。……さらに、かゆいところがあれば、患部にセージ汁をよく塗りこむとよい。そうすれば、かゆみはたちまち消失するであろう。……日頃からセージを飲食している人が健康を害し、悲嘆にくれるとすれば、驚きというほかない」。

今日アメリカでは、セージは調味料ハーブの第1位を占めている。それは豚肉、ことに豚肉のソーセージによくあい、チーズ、家禽の詰め物、焼き魚に入れてもおいしい。オランダ人は、冬場スケートをした後に、セージとミルクでつくった温かい飲み物を愛飲する。砂糖とレモンもしくはライムを混ぜたセージ・ティーを飲むと、すこぶる元気が出るという人もいる。イタリアの農民は、健康維持のために今日でもセージの若葉を食べる。多くの国では、田舎に暮らす人びとは胃弱、神経性の頭痛、発熱、悪寒の治療薬として、セージ・ティーを飲んでいる。

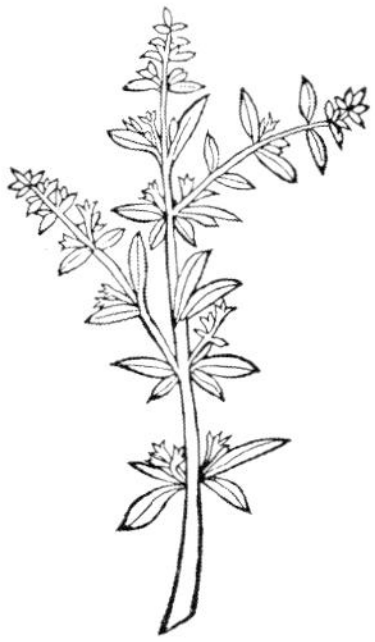

セイボリー

Savories
Satureja hortensis L.（上図）
キダチハッカ、サマーセイボリー
S. montana L.
ウィンターセイボリー

シソ科

中世の料理では、多少「コショウ」風味が欲しいときに、セイボリーが加えられた。『料理の形式』によれば、「マダムソース」をかけたガチョウ料理をつくるには、「セージ、パセリ、ヒソップ、セイボリー、マルメロ、洋梨、ニンニク、ブドウを採取し、それをガチョウの腹部に詰め、脂が出てこないように裂け目を縫い、よく焼く……」。『バンクスの本草書』によれば、セイボリーは「人を淫乱にさせる」ため、「肉料理でそれを多量に使うことは禁じられている」。「しかしながら、ワインに入れて飲むと、胃の調子がひじょうに良くなる」であろう。クレスケンティウスは下剤として、また肝臓病、肺病の治療薬としてセイボリーを推奨しているほか、日やけした肌の美白効果もあると述べている。

セイボリーは今日、家禽やソーセージ、煮魚の調味料とし

て人気がある。セイボリーをエンドウ豆のスープに入れるとおいしい。サマーセイボリー*は、ドイツでは豆のハーブ(ボーネンクラウト)とよばれている。なぜなら、セイボリーは豆と肉の入ったポタージュには欠かせない調味料だからである。

> *サマーセイボリー
> セイボリーは、サマーセイボリーとウィンターセイボリーに大別される。前者は1年草、後者は多年草。スパイスとしては、サマーセイボリーの方が芳香性に富むため、広く利用されている。

【付記】

17世紀イギリスの本草家ニコラス・カルペッパー(1616-54)によれば、サマーセイボリーの汁液を眼にたらすと、眼のかすみが消える。また、その汁液をバラの精油といっしょにあたため、耳にたらすと、耳鳴りが止む。イギリスの本草家でジェイムズ1世の侍医でもあったジョン・パーキンソン(1567-1650)によれば、ウィンターセイボリーは薬用には使用されず、おもに料理に使われた。たとえば、ウィンターセイボリーを乾燥させ、それを粉末状にしたものは、肉にパン粉をまぶす際にいっしょに混ぜられた。

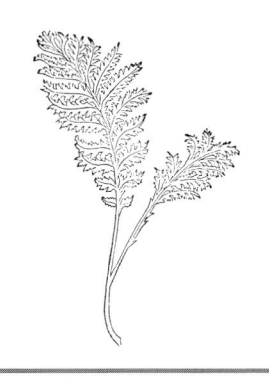

タンジー

Tansy
Tanacetum vulgare L.
ヨモギギク

キク科

　タンジーの若葉に卵を加えた料理は「タンジー」とよばれていた。タンジーは四旬節*¹の終わりを祝うため、復活祭の時節によく食された。タンジーには塩漬けの魚を長期間食べ続けてきたあとで、体内の「悪い体液」を浄化する効果があると考えられていた。イギリスの作法書によれば、「タンジーはかなり温かい*²」。15世紀の写本では、タンジーは「蒸留用ハーブ」のひとつに数えられている。また14世紀の処方箋では、ペストの治療用ハーブのひとつに挙げられている。

　タンジーの風味は、現代人の味覚には強すぎる。しかし、田舎の人たちは、今なお胃痙攣をやわらげ、子供の体内から寄生虫を駆除するためにタンジー・ティーを飲んでいる。医者はタンジーには薬効性がないと主張し、多量にタンジーを摂取しないよう警告している。

★料理用ハーブ★

1 ＊四旬節　Lent
　　キリスト教会暦において、復活祭前の40日の断食期間。キリストが荒野で過ごした40日間にちなんで、この期間は肉食を断つ。したがって、四旬節には人びとは魚しか口にしなかった。とりわけ中世に食されたのはニシンで、それにエンドウ豆のピュレ、薄いスープというのが、この時期の庶民の典型的な食事であった。四旬節には厳しい節制がおこなわれ、乳製品や卵も肉をもつ動物からつくられるとの理由から禁じられた。

2 ＊「温かい」
　　古代ギリシア以来、人間の身体には4つの体液（血液、粘液、黄胆汁、黒胆汁）があり、その配合の具合で人間の体質や気質が定まるとされていた。病気はこれら四体液の均衡がくずれ、いずれかの体液が過多になるか、もしくは不足して生ずるものと考えられていた。温／熱（hot）、寒／冷（cold）、湿（moist）、乾（dry）はこれらの体液に対応するもので、2つずつ組み合わされて体質や気質が決まるとされていた。例えば温／熱・湿が組み合わされると多血質、寒／冷・湿が組み合わされると粘液質といった具合である。
　　ハーブが治療に使われたのは身体の熱や水分の状態を変化させるためであり、中世ではハーブも四体液に応じて、温／熱、寒／冷、湿、乾に分類されていた。

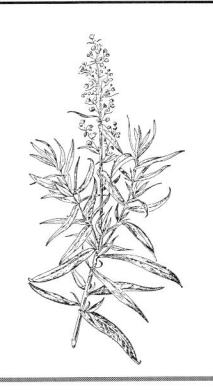

タラゴン

Tarragon
Artemisia dracunculus L.
エストラゴン

キク科

　タラゴンの効用について触れている中世の著作物は、きわめてまれである。13世紀スペインに住んでいた医師で植物学者のイブン・バイサール*1は次のように述べている。タラゴンの柔らかな葉は野菜といっしょに料理され、その汁液は飲み物の風味づけに使われた。さらに、タラゴンは呼気の香りをよくし、薬の苦みをやわらげ、人の眠気をさそう、と。

　現在、タラゴンの用途は中世よりも幅広い。その葉は、生であれ、乾燥したものであれ、サラダに入れるとおいしいし、タラゴン酢がフレンチ・ドレッシングに欠かせないのは、衆目の一致するところである。魚用ソースの風味づけには、タラゴンがよく使われる。ベアルネーズソース*2やタルタルソース*3の製造にはタラゴンが必要である。

★料理用ハーブ★

1 ＊イブン・バイサール（1197頃-1248）　Ibn Baithar
スペイン南部アンダルシア地方のマラガ出身の医師・植物学者。ギリシャ、ペルシャ、インド、シリア、メディナ、エジプトなどを旅行しながら植物を観察し、1400種類以上もの植物に関する記述を残した。1248年、ダマスカスにて没す。

2 ＊ベアルネーズソース　Sauce Béarnaise
エシャロット、タラゴン、酢、卵黄、バターからつくられるソース。「ベアルン風のソース」の意で、ピレネー山脈南部のベアルン地方が発祥の地とされる。

3 ＊タルタルソース　Sauce Tartare
マヨネーズをもとにみじん切りにした玉葱、パセリ、ゆで卵、レモン汁などからつくられるソース。

【付記】

ローマ人は、タラゴンは疲労回復に効くと信じていたし、中世の巡礼者たちは、出発に際してタラゴンの若枝を靴のなかに入れるのが慣わしだった。タラゴンには弱い鎮静効果もあり、鎮静剤のひとつに数えられていた。また、その根は伝統的に歯痛の治療に用いられた。

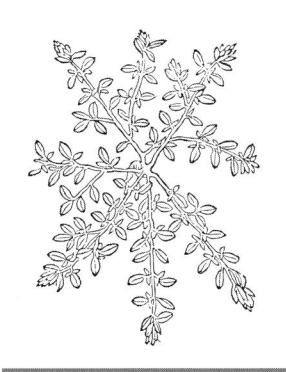

タイム

Thyme
Thymus serpyllum L.
タチジャコウソウ

シソ科

　中世では、タイムは「ポタージュ用」ハーブとして多くの庭で栽培されていた。ディオスコリデスは、「タイムは肉といっしょに食べると弱視に効き、ソース代わりに使うと健康によい」と述べている。彼はタイムをハチミツと混ぜて処方し、「胸から痰性物質を」出したり、「喘息を治したり、寄生虫を駆除している」。さらにクレスケンティウスは、「タイムを入れて煮込んだワインを飲むと、心臓、肝臓、脾臓があたたまる」と述べている。

　しかしながら、現代ではタイムは風味づけとして、中世よりもずっと人気があるようだ。タイムはおもに家禽の詰め物、ミートローフ、亀のスープ、ブルゴーニュ・ソースに使われる。タイムはクラムチャウダー〔二枚貝のクリームスープ〕やクラムジュース〔二枚貝の煮汁〕にぴったりの調味料と考えら

れている。即効性のあるタイムの精油はサイモールとよばれ、咳止め用の飴のひじょうに有効な成分とされている。さらに十二指腸虫症の治療にも使われ、効果を発揮している。タイムはミツバチの好物で、タイムの芳香漂うハチミツのうまさは格別である。

【付記】
　古代ギリシアでは供儀に用いられ、生贄を神に供えるときに祭壇でタイムを燃やした。また古代の養蜂家は、冬が到来する前にミツバチの巣をタイムでいぶり、害虫を駆除した。タイムの花はミツバチの好物で、ローマの詩人ウェルギリウスや博物学者プリニウスは、ともにタイムをミツバチの巣箱の近くに植えるようすすめている。中世の貴婦人たちは、馬上槍試合にのぞむ騎士のスカーフに飛び交うミツバチをあしらってタイムの刺繍を織り込んだという。これは、古来、タイムが勇気の象徴とされてきたためである。また、タイムは'バロンズ barons'（諸侯）という大きなロースト・ビーフによく添えられたため、中世ヨーロッパでは「諸侯のハーブ（ヘルバ・バローナ）」ともよばれた。ニコラス・カルペッパーは咳や嘔吐の治療にタイムをすすめているほか、胃や腸内のガスを排出させ、結石を砕く、と述べている。そのほかタイムには空気を清浄にする効果があるため、よく室内でも焚かれた。タイムはイギリスの哲学者フランシス・ベーコン（1561-1626）のお気に入りのハーブでもあった。

★ HERBS FOR HEALING ★
治療用ハーブ

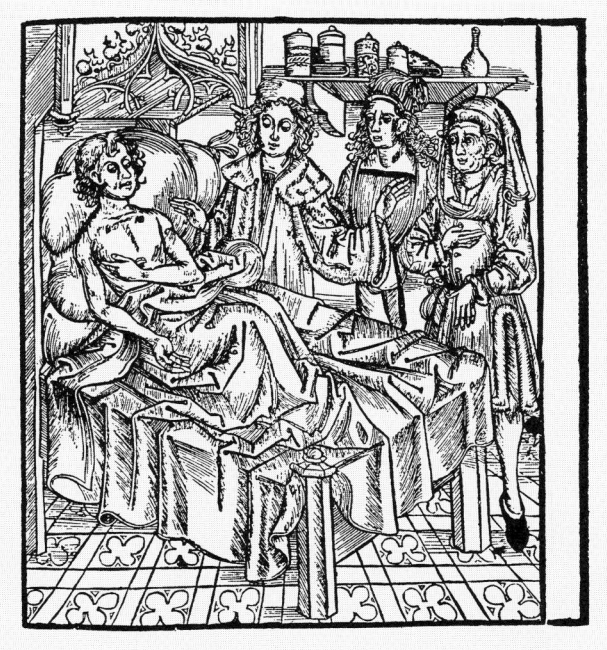

ベッドのなかの病人
(1500年、グリュニンガーによりシュトラスブルクで刊行された
ブラウンシュヴァイク著『蒸留法についての書』より)

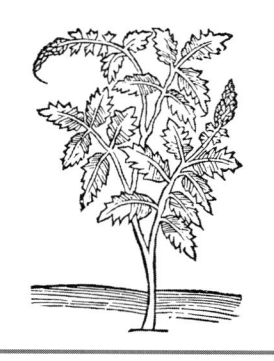

アグリモニー

Agrimony
Agrimonia eupatoria L.
セイヨウキンミズヒキ

バラ科

　ディオスコリデスは、このハーブの「緑葉を細かく切って塗布すると、切り傷に効く」と述べている。『バンクスの本草書』によれば、ことに「鉄の武器で加えられた外傷の治療に効く」。同様に、このハーブは数多くの病の治療にも使われた。たとえば、「眼の炎症、子宮の痛み、毒獣の咬傷、ひきつけ、いぼ、放心状態」などである。クレスケンティウスは「不眠症になったら、アグリモニーを煮詰めてつくった温水で足湯をするとよい」と述べている。

　現代医学では、公式にはこのような薬効は認められていない。アグリモニーはタンニンを含むため、近代の本草家たちが切り傷や刺し傷に効く家庭用治療薬として推奨しているのも道理で、事情は中世においてもまったく同じであった。アグリモニーの葉を煎じて抽出したエキスをハチミツや桑の実のシロップと混ぜてのむと、咳を鎮め、喉の痛みをやわらげるといわれている。アグリモニーは、あざやかな黄色の染料にもなる。

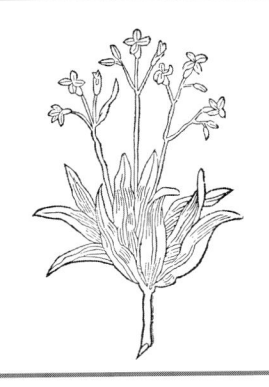

アロエ

Aloe
Aloe vera L.
ユリ科

　ディオスコリデスは、アロエの苦みについて言及し、アロエの汁液のすぐれた薬効について詳述している。「傷を癒着させ」たり、「腹部をゆるめ」たりする緩下作用から、「催眠」作用、「脱毛」防止効果まである。さらに『大本草書』によれば、アロエは「腹や耳のなかにいる虫」に効くほか、「腹部が冷えて、顔色が悪くなった」ときにも効くという。

　アロエは『アメリカ薬局方』では下剤と記載されている。最近、アロエのみずみずしい緑葉はX線やラジウム放射による火傷の治療に用いられ、その重要性を増している。現在のところ、アロエ以外に治療効果が現われていないためである[*]。

　[*] 1934年、アメリカの医師C.E.コリンズは、アロエのジェル（ゼリー状の部分）が放射線による火傷に対して治療効果を発揮することを医学論文のなかで発表した。本訳書の原著（初版）が出版された1943年当時、アロエは放射線による火傷の特効薬として注目されていたのである。

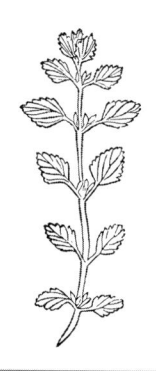

レモン・バーム

Lemon Balm
Melissa officinalis L.
セイヨウヤマハッカ

シソ科

　ディオスコリデスは、バームの葉を「ワインといっしょに飲み、さらに外から当てると、サソリの刺し傷や、犬に咬まれたときに効く。患部に塗ると、痛風の痛みをやわらげる」と述べている。『大本草書』は、「獣脂といっしょに混ぜると」、バームはあらゆる痛みに効く。また「レモン・バームを浸み込ませたワインを飲むと、風邪をひいても気を失うことはない」と説いている。「乾燥した葉を頭頂部にのせておくと、鬱血がなくなり、頭が軽くなる」とは『健康の園』の言である。「バームの葉に塩をつけて食べると、呼吸がらくになり、胸がすっきりする」。それはまた「懐妊を促す」。

　ヨーロッパ諸国では、バームは今日でも気絶、めまい、外傷、神経痛、熱をともなう風邪の治療薬として一般家庭で使われている。レモン・バームはまた、シャルトルーズやベネディクティンなどのリキュールにも含まれている。乾燥した

葉はスープやソースの風味づけとして使われる。一方、新鮮な緑葉はボルドー産の赤ワインをベースにつくられるクラレット・カップ*や、同じくワインといっしょにつくられる冷たいアルコール飲料に入れるとよい。

> *クラレット・カップ　claret cup
> ボルドー産赤ワインをベースに、炭酸水・ブランデー・果物・砂糖などを加えた清涼飲料。その昔、ボルドーを含むアキテーヌ地方がイングランド王の領地であった頃、淡い色調のボルドー産赤ワインをことのほか愛飲したイングランド人は、ボルドー・ワインを「クラレット」という軽やかな響きをもつ呼称で代弁させた。現在のボルドー産ワインは濃厚で赤紫色に近いが、中世のクラレットは淡い紅色だったという。

【付記】
　地中海沿岸地域ではミツバチが好む植物として知られており、ハチミツの生産には欠かせなかった。スパイスとしても利用されたほか、薬用にも使われた。ディオスコリデスやプリニウスはレモン・バームの傷に対する治癒力を称賛している。また、中世にはアラビアの医師たちもその鎮静効果、消化促進作用、解熱効果を高く評価していた。さらに、眼の炎症にはレモン・バームの葉汁にハチミツを混ぜたものが使われた。スイスの医学者で錬金術師のパラケルスス（1493-1541）は、元気回復の妙薬としてレモン・バームを高く評価した。イギリスの日記作家で王政復古（1660年）当時は造園家としても名をはせたジョン・イーヴリン（1620-1706）は、「バームは脳によく作用して記憶力を強化し、憂鬱を一気呵成に追い払う」と述べている。

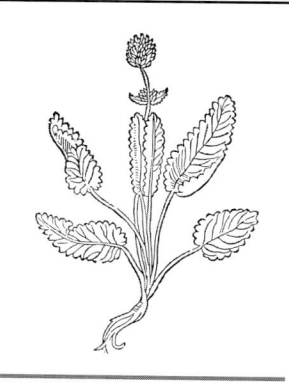

ベトニー

Betony
Stachys officinalis Franch.
カッコウチョロギ

シソ科

　ベトニーは中世では万能薬だった。中世初期のある本草家は、「これは人間の魂と肉体の両方に効く」と述べている。「ベトニーは身の毛もよだつ夜の訪問者や恐ろしい幻覚、悪夢からわれわれをまもってくれる……。騎馬であれ徒歩であれ、遠出をして疲れたら、ベトニーを採ってきて……甘味ワインでそれを煮詰めるがよい。夜は何も食べず、それを三杯飲めば、すぐさま疲れもとれるであろう」。『バンクスの本草書』は次のように述べている。ベトニーを「粉末にし、頭の傷に塗れば、……傷は完治するであろう」。それは頭のあらゆる病気、涙目、耳鳴り、鼻血、歯痛、そして咳に効く。さらに「ベトニーを採取し、それを食べなさい……その日は酒を飲んではならない。これらすべての治療薬は、このハーブからつくられていることが判明した」。『大本草書』は温水とワインに入れたベトニーは、「恐怖に襲われたときに」与えられると、

「極度の恐怖に陥った者」を立ち直らせる効果がある、と書き添えている。

　不幸にして、これらの薬効は現代医学では公式には認められていない。もっとも、ベトニー・ティーは今日でも、しばしば神経性の頭痛、消化不良、ヒステリーの家庭薬とみなされているのだが。ヨーロッパの田舎に住む者は、ベトニーの葉をよくタバコ代わりに吸っている。

【付記】
　ベトニーは中世人のみならず古代ギリシア人からも、その薬効ゆえに高い評価を得ていた。イタリアの古い諺にいわく、「汝の外套を売って、ベトニーを買い求めよ」。初代ローマ皇帝アウグストゥスの主治医であったアントニウス・ムーサは、ベトニーは47種の病気に効くと述べている。古来、万能薬として知られていたベトニーには、魔除けの効もあるとされていた。そのため魔物が寄りつかないように教会の墓地にも植えられていたし、首にもお守りとしてぶら下げた。オランダの神学者エラスムス（1466頃-1536）は、ベトニーは「恐ろしい幻覚に効く」うえ、「悪魔や絶望を追い払う」有効な手立てだ、と述べている。

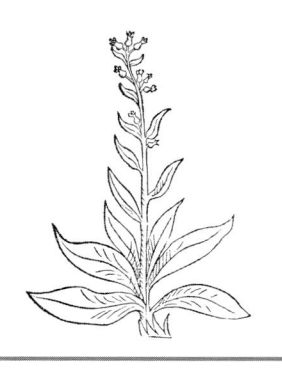

ビューグラス

Bugloss
Anchusa officinalis L.
ムラサキ科

　『健康の園』によれば、このハーブは「肺に有害で邪悪な湿気をもっている人」や「ひどい咳の人に効く」。「このハーブの汁液を温水といっしょに飲むと、足の腫れに効く」ほか、「ワインに混ぜると、このハーブは新鮮な血液をつくり」、「心臓を強くする」。「ワインに浸しておき、それにハチミツを混ぜて飲むと、陽気になり、浮かれた気分になる」。「さらに」と『バンクスの本草書』はこうつけ加える。「このハーブを温水に入れて飲むと、知力が増し、機転もきくようになる」。

　残念なことに、今日では上述した薬効の大半が認められていないようである。ビューグラスの根は、同類のアルカネット*と同じように、赤色の染料となる。葉と花弁はしばしば咳止め用の家庭薬として用いられる。

> *アルカネット
> 　ヨーロッパ、小アジア原産の多年草で、鮮やかなコバルトブルーの花を咲かせる。根は染料の原料となり、口紅をはじめとする化粧品や毛髪の染色に使われた。また、根の抽出液は去痰、浄血にも用いられた。

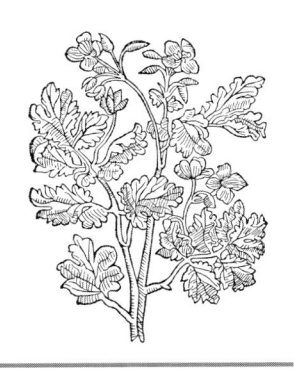

セランダイン

Celandine
Chelidonium majus L.
ヨウシュクサノオウ

ケシ科

　『バンクスの本草書』は、ガレノス*を引用しながら、次のように述べている。セランダインは「眼のただれに効く。それはまた腔内にできた潰瘍にも効くし、あやまって毒液を飲んでしまったときにも効く」。さらに「採取したセランダインの汁液を搾り出し、白ワインと混ぜて、それを顔にすりこむと、顔のしみやそばかすが消えてなくなる」。

　セランダインの製薬はアヘンに酷似しているが、現在では使われていない。田舎の人たちは、このハーブのオレンジ色の汁液で、いぼや白癬、魚の目を治している。

> *ガレノス（129頃-200頃）　Galenus
> 　古代ギリシアの医学者。ペルガモン〔現トルコのベルガマ〕に生まれ、スミルナ、コリント、アレクサンドリアで研讃をつんだのちローマに赴き、そこで医師、教師としての名声を得た。ヒポクラテスの四体液説を受け継ぎ、体液病理学を確立。それは中世医学の基礎となり、後世に大きな影響を及ぼした。

★治療用ハーブ★

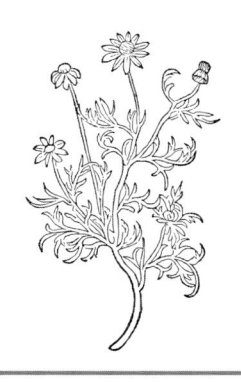

カモミール

Chamomile
Anthemis nobilis L.
ローマカミツレ

キク科

　『バンクスの本草書』によれば「このハーブの効用はかくの如くである」。「ワインといっしょに飲むと、結石を砕き、黄色い有害物を破壊する。それは、肝臓の痛みと病に効く。頭痛や偏頭痛にも有効である」。「顔にできた吹き出物を取りのぞくには……」と『大本草書』は述べ、こう続けている。「青々としたカモミールをハチミツで煮詰めて、それを顔に塗りなさい」。『パリの家長』によれば、カモミールの花弁をオレンジの皮といっしょに煮ると、「食卓で手を洗うのに適した水」ができる。ジョン・ラッセルのレシピでは、カモミールは「薬用液をつくる」ためのハーブのひとつに数えられている。

　現代の医者にいわせればカモミールの薬効性はゼロだが、フランスではひじょうに多くの主婦が胃弱、神経性の頭痛、神経や筋肉系統の疲労時に、あるいは顔が青白くなったときにカモミール・ティーを飲ませている。いくつかの国では、美容院で洗髪のあとカモミール・リンスが使われているが、ことに金髪の場合はそうである。

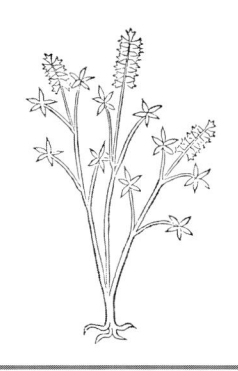

イタリアニンジンボク

Chaste Tree
Vitex agnus-castus L.
クマツヅラ科

『健康の園』によれば、「この植物の種子、葉、花弁を、邪悪で淫乱な者が食べると、子羊のように純潔になる」。さらに、「このハーブの葉と花弁をベッドの下に敷き詰めておくと、よこしまでみだらな夢にうなされることもなく、安眠できる」。『バンクスの本草書』は、さらに次のように付けくわえている。「このハーブは水腫を破壊し、脾臓の硬直化と機能停止を防ぎ、邪悪な体液に起因する頭痛を取りのぞく」。

明らかに、これらの効能は現在ではどれも認められていない。

【付記】
地中海沿岸地域、西アジア原産のイタリアニンジンボクは、夏に薄紫の香りのよい花をつける。チェイスト・ツリー（英語で文字通りには「純潔な木」の意味）という名のとおり、中世では修道士が貞潔の誓いを守るために、このハーブを制淫剤として用いた。

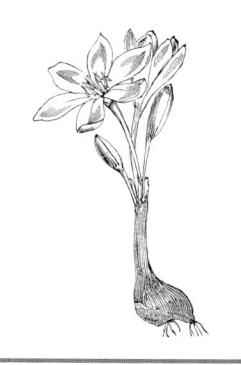

コルチカム

Colchicum
Colchicum autumnale L.
イヌサフラン

ユリ科

　ディオスコリデスは、このハーブの毒性しか知らなかった。性的経験のない者が「それを口にすると、窒息して、死ぬ」と警告している。もっとも、「目に美しい」ので、「妙に惹かれるものがある」のだが。しかしながら、中世の本草家たちはコルチカムが「関節の痛み」や「あらゆる痛風」に効くことを認めた。『偽アプレイウス』は、「婦人の顔にできた面疔が大きくなったとき」も、有効であると述べている。

　コルチカムは、『アメリカ薬局方』では痛風とリウマチ用の薬として記載されている。現在、園芸植物学者は、コルチカムが生きた植物の細胞に及ぼす著しい影響について実験をおこなっている。植物の遺伝性変異をひきおこす薬草としては、これまで知られている唯一のものである。

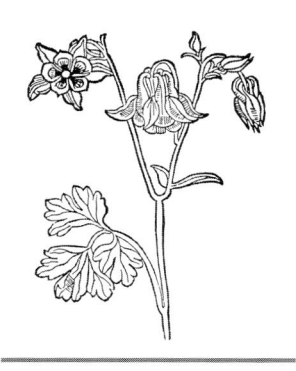

セイヨウオダマキ

Columbine
Aquilegia vulgaris L.
キンポウゲ科

　15世紀のある写本では、セイヨウオダマキは「ポタージュ用ハーブ」のなかに含まれている。バンクスの本草書によれば、「これは扁桃腺炎を患っている人に効く」。『偽アプレイウス』は「このハーブを持ち歩けば、……（中略）……犬に吠えられない」と断言している。セイヨウオダマキを飲むと、「あらゆる毒が駆逐される。また、魔法使いは魔法をかけるときに、これを使うといわれている」。14世紀のある写本では、セイヨウオダマキは「踏みつぶして」エールと一緒に飲むと、「どんなに恐ろしいペストであろうと」、それを撲滅する7つのハーブのうちのひとつに数えられている。

　今日、セイヨウオダマキの実用的な価値は皆無である。

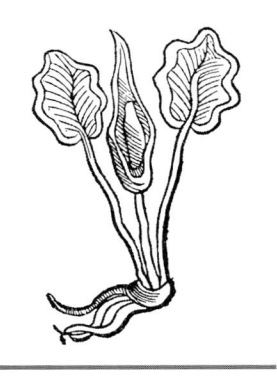

クックーパイント

Cuckoo-pint
Arum maculatum L.
サトイモ科

　『バンクスの本草書』にはこう記されている。「舌や耳のまわりに腫れ物ができたら、このハーブを採取し、それを……ワイン、油、クミンといっしょに煮詰めて、膏薬をつくりなさい。その軟膏を耳のまわりに塗れば、腫れもひいて健康になるであろう」。さらに、「汝の顔を美白にしたいのなら、このハーブの根を粉末にしてバラ水にまき、蒸発するまで陽に当てておきなさい。それを2、3回繰り返したあと、粉末を顔や望むところに塗りなさい。そうすれば、贅肉もとれるであろう」。

　今日、これらの効能はまったく認められていないように思われる。

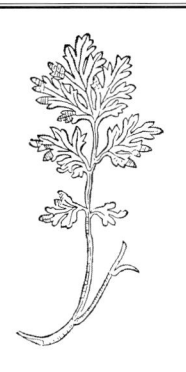

フィーバーフュー

Feverfew
Chrysanthemum parthenium Pers.
ナツシロギク

キク科

「このハーブの効能は健胃にある」。それは「間欠熱、毎日熱、痙攣を鎮静させる効果があり」、また「毒獣の咬傷に塗るとよい。……さらに、それを粉末にして骨折部の傷に塗ると、骨が癒着し、骨折が治る」。これら"フィーダーフォイ〔フィーバーフュー〕"の薬効については、『バンクスの本草書』が述べているところである。『健康の園』は「その種子を食べると、体から寄生虫が逃げていく」。「ワインといっしょに飲むと、婦人は多産になる」と記している。

今日、とくにヨーロッパの地方の人たちは、このハーブを神経性疾患に冒された者を元気づける強壮剤として、また咳や幼児の腹痛の治療薬としてよく利用している。『現代本草書』*のなかでグリーヴは「フィーバーフューから作ったチンキ〔ハーブをアルコールで漬け込んだもの〕を患部に塗ると、昆虫や害虫に咬まれた傷の痛みや腫れはすぐにひく」と述べて

いる。しかし、このハーブの薬効は現代医学ではまったく認められていない。

> *『現代本草書』 *A Modern Herbal*
> 1931年に出版された本草書。ハーブの原産地や栽培地域、使用部位、形状、主成分、薬効とその用法、歴史と民間伝承などが記されている。著者のソフィア・エマ・マグダーリン・グリーヴ（1858-1941）は薬用植物の権威で、英国王立園芸協会の特別会員でもあった。第一次世界大戦中にハーブの薬効に関する関心が著しく高まり、グリーヴ夫人はハーブの栽培方法や薬効についてのパンフレットを発刊した。それが仲間内で評判を呼び、高い評価を得て、結局1冊の本にまとめられた。それが本書である。初版が出たのはいわゆる大戦間期のことであるが、現在にいたるまで版を重ねている。

【付記】

フィーバーフューはヨーロッパの民間医療では、長い間頭痛（とくに偏頭痛）、リウマチ性関節炎、熱病の治療薬として用いられてきた。また、古来、婦人病（月経の異常、出産時の苦痛など）や胃痛、喘息にも効くとされていた。夏の間、ヒナギクに似た花をつけるフィーバーフューは、イングランドのいたるところに繁茂している。ジェラードは、腕に巻きつけておくと関節炎に絶大な効果を発揮する、と述べている。砂糖もしくはハチミツと混ぜた煎じ薬は、咳、息切れ、呼吸困難に効くといわれた。また、フィーバーフューを細かく砕いて少量のワインとオイルで炒めたものは、疝痛の膏薬として用いられた。

英名フィーバーフューは、ラテン語で「熱を下げるもの」を意味するフェブリフギア（febrifugia）に由来する。ここから容易に推測されるように、フィーバーフューのもつ解熱効果は古くから知られていたようである。また、臭いが強烈で苦みがあるため、駆虫の効もあった。反面、ミツバチには嫌われた。

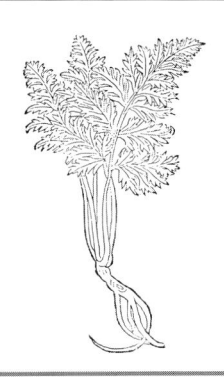

ドクニンジン

Poison hemlock
Conium maculatum L.
セリ科

　『バンクスの本草書』は次のように述べる。「このハーブの汁液は乙女の乳首の成長を止め、大きくならないようにする。また、このハーブを頻繁に飲んでいると、淫欲が抑えられる。さらにその汁液に豚の脂を混ぜ合わせたものは、温かい痛風を撲滅し、大きな腫れをやわらげる。それというのも、このハーブは寒(コールド)にして乾(ドライ)であるからだ」。ソクラテスにもられた毒は、ほかならぬこのドクニンジンであった。

　ドクニンジンからつくられた薬剤は、神経中枢を麻痺させるので、最近までひろく治療に使われていた。いまではアメリカ薬学界では公認されていないが、ヨーロッパでは潰瘍、リューマチ、痛風の痛みをなくすため外用で使われている。ドクニンジンの汁液はしばしば鎮静剤として服用される。さらに、その薬剤は猛毒アルカノイドの解毒剤として、本草家によって推奨されてきた。

★治療用ハーブ★

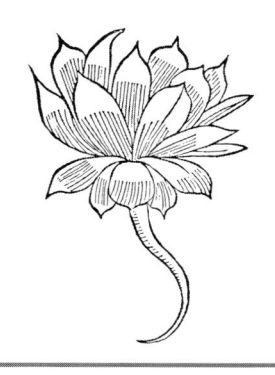

ヤネバンダイソウ

Houseleek
Sempervivum tectorum L.
ベンケイソウ科

　このハーブは中世ではよく「ユピテル*の顎鬚」とよばれ、「清涼作用、収斂効果をもっており、眼の炎症、足の痛風」、激しい出血、頭痛に効く、とディオスコリデスは述べている。クレスケンティウスは熱い潰瘍にこのハーブの汁液を塗ると感染を駆逐するほか、この汁液の軟膏とバラの香油は火傷に効く、と付言している。『健康の園』は次のように述べる。耳の不自由な人は、生後10〜12週目の男の子を育てている母親の母乳とハウスリークの汁液を混ぜ、それを数滴そっと耳内に垂らしなさい。……そうすれば、まちがいなく耳が聴こえるようになるであろう」。ハウスリークはタイル張りか藁葺きの屋根の上によく植えられた。ハウスリークが稲妻から家をまもってくれるものと信じられていたためである。

　今日、田舎に暮らす人たちは、このハーブのすりつぶした葉や汁液を日やけや火傷の即効薬として用い、切り傷の止血

用にも使っている。

> ＊ユピテル
> ローマ神話の主神。英名ジュピター。天空の神、特に雷を司る神で、立派な顎鬚をたくわえていた。のちにギリシア神話のゼウスと同一視されるようになる。

【付記】
　ヤネバンダイソウはどんな日照りでも枯れないといわれ、その属名センペルヴィヴム（Sempervivum）はラテン語で「つねに生きていること」すなわち「不死」を意味し、この植物の頑健さをあらわしている。葉は多肉質でタンニンと粘液を含み、いずれも皮膚の鎮静作用がある。火傷や炎症、擦り傷や切り傷に効くのはそのためである。また、火事や落雷よけとして、古くから家の屋根によく植えられた。英名ハウスリーク Houseleek の「リーク」(leek) は、「植物」(plant) を意味する古語で、字義通りには「家の植物」の謂である。なお、ヤネバンダイソウが「ユピテルの顎髭」と呼ばれたのは、雷神'ユピテル'に奉献されたからであり、'顎鬚'とは尖った葉を顎髭にみたてたものである。

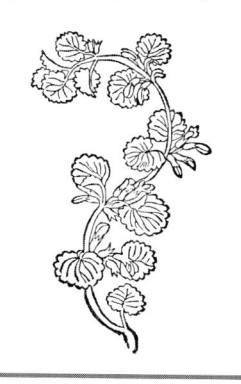

グランド・アイビー

Ground Ivy
Nepeta hederacea Trev.

シソ科

　『偽アプレイウス』の説明によれば、アース・アイビー〔グランド・アイビー〕は膀胱結石、「脾臓の腫れ」、「這っているものに咬まれた傷」に効く。さらに「鼻腔が病んで異臭を放っているとき」や「耳がよく聴こえないとき」、さらに「熱い陽光を浴びて頭が痛くならないようにするために」も用いられた。『バンクスの本草書』は、「豚の脂でグランド・アイビーを煮詰めてつくった膏薬は、あらゆる痛みに効く」と述べている。ジョン・ラッセルはアース・アイビー(ヘイ・ホーヴ)を「薬用入浴剤」のひとつに数えている。このハーブは中世では、ホップが導入される以前、エールの香りづけに使われた。

　今日グランド・アイビーは、しばしば咳止めや神経性の家庭薬として用いられているが、薬局方には記されていない。

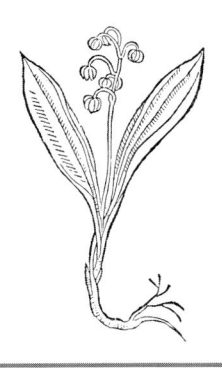

スズラン

Lilly of the Valley
Convallaria majalis L.
ドイツスズラン

ユリ科

　この「甘い香りのする花弁」を半ポンド、1リットルのワインに4週間漬けておき、蒸留すると「金よりも貴重な」酒ができる。『健康の園』には、そう記されている。卒中で悩んでいる人がいたら、「その酒にコショウの実4粒と少量のラベンダー水を混ぜ、それを服用すれば、その月は卒中で倒れる心配がない」。さらに「このワインを額や首のうしろに塗ると、分別がつくようになる」という。

　このハーブの乾燥した茎と根からつくられる薬剤はジキタリス*に似ており、今日ではしばしば強心剤として使われている。

> *ジキタリス
> ゴマノハグサ科ジキタリス属。和名キツネノテブクロ。ヨーロッパ原産の2年草。観賞用として園芸栽培されているが、劇薬で毒性が強い。ジキタリスには強心剤としての薬効があり、鬱血性心不全の特効薬にもなっている。

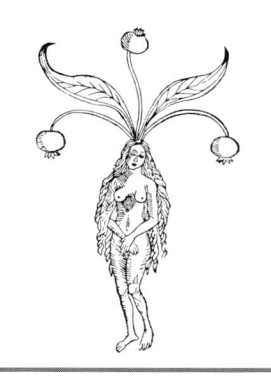

マンドレイク

Mandrake
Mandragora officinarum L.
マンドラゴラ

ナス科

　マンドレイクの根から採取した汁液は中世では麻酔薬として使われていた。ディオスコリデスは「不眠症の人、激痛に苦しむ人、切開や焼灼の際に無痛を望むときに」、マンドレイクが使用されたようすを叙述している。ディオスコリデスによれば、マンドレイクを食べると、誰でも「3〜4時間はまったく痛みを感じない」という。その根は「媚薬」であり、膿瘍の治療や象牙を柔らかくするのにも用いられる*¹。他の本草家たちは、マンドレイクは「悪魔がとりつく病、即ち狂気」、婦人の不妊症、「家庭内の大きな災厄」に効くと述べている。あるものは「救いようのない死をのぞけば、すべての病気を治してくれる」と述べている。その根は男女を問わず、人体に似ており、引き抜かれるときに、大きな金切り声をあげると言われている。多くの人は、マンドレイクの根を引き抜けば、まちがいなく死ぬ、と信じていた。そのため、代わりに

犬にその仕事をやらせようと、手のこんだ方法が考案された[*2]。中世の本草家のなかには、こうした話の大部分は眉唾物だと思っているものもいる。たとえば、『大本草書』の著者は次のように述べている。「雄株は男体、雌株は女体だという者もいるが、これはまちがいである。というのも、神がハーブに人間の似姿を与えることなど、決してなかったからである。しかし、手彫りで人体そっくりにつくりあげたという話をむかし聞いたことがあるが、それは本当である」。

マンドレイクの根からつくられた薬剤はベラドンナ[*3]に似て麻酔効果があるが、現在ではほとんど使われていない。

1＊ディオスコリデスによれば、硬い象牙でもマンドレイクの根といっしょに6時間も煮詰めれば、柔らかくなって、思い通りの形に細工できるという。

2＊マンドレイクが生えている場所の周囲を掘りおこし、根を犬に結びつけてその場を去る。すると犬は自分の主人を追いかけようとして根を引き抜き、人間の身代わりとなって死ぬ、といった類のもの。

3＊ベラドンナ
ナス科の植物で、麻酔薬としてのみならず、腸の疝痛をやわらげ、胃潰瘍を緩和するのにも用いられた。また、ベラドンナは魔女が空を飛ぶ際に使う軟膏づくりにも必要とされた。

★治療用ハーブ★

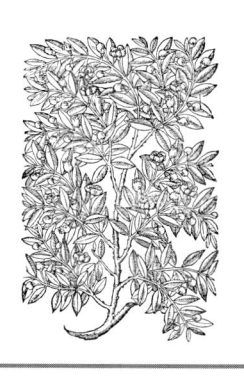

ギンバイカ

Myrtle
Myrtus communis L.
フトモモ科

　ディオスコリデスは多くの慢性疾患にギンバイカをすすめている。すなわち、潰瘍、丹毒、吐血、「関節の弛緩、治りにくい骨折」に効くという。さらに「事前に飲めば、暴飲暴食の防止になる」。「乾燥させた葉を細かく砕いたものは……じめじめした脇の下や大腿部にまき散らすとよい」。果実の煎じ汁は「頭髪を黒く染める」のに有効である。

　フランスではギンバイカの葉と花弁から抽出した精油は「天使の水(オーダンジュ)」として知られており、香水に使われている。南ヨーロッパでは、ギンバイカの果実を発酵させてアルコール飲料を製造している人たちもいるが、ひじょうに「口あたりがよい」という。ドイツでは花嫁がギンバイカの花輪で身を飾り、花婿は上着の折襟にギンバイカの若枝を差しはさむ。

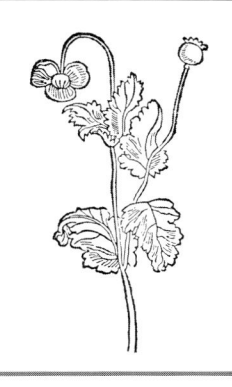

ケシ

Opium Poppy
Papaver somniferum L.
ケシ科

　『バンクスの本草書』には、「白ケシ」すなわちケシと「黒ケシ」すなわちヒナゲシの両方が記されている。それによれば、「眠りを喚起するには、両方のケシか、そのうちのいずれかと母乳、卵白を混ぜて軟膏をつくり、それをこめかみに塗るとよい。……熱が出たら、ケシの種子の粉末と熱したスミレ油からつくった軟膏を背中の一部に塗るとよい」。『大本草書』は次のように述べている。「人体のなかに摂りこまれた微量のケシは、人間のあらゆる感覚を麻痺させ、無痛で眠らせる」。クレスケンティウスは、ケシを摂取すると「風邪にかかりやすくなり、死ぬこともある」ので、注意深く摂らなければならない、と警告している。

　アヘンは、ケシの未熟な朔から抽出した乳液状の汁液でつくられる。今日、睡眠薬や鎮静剤として使われていることは、周知の事実である。ケシからつくられるモルヒネ、コデイン、アヘンチンキは、『アメリカ薬局方』では公認の薬剤に指定されている。

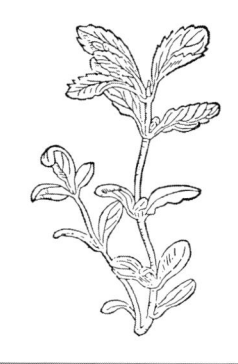

ペニーロイヤル

Pennyroyal
Mentha pulegium L.
メグサハッカ

ケシ科

　『偽アプレイウス』は「船上で吐き気を我慢するには、プレギウム*〔ペニーロイヤル〕とヨモギを用意して、油と酢を入れていっしょにすりつぶし、頻繁にそれを身体に塗りつけるとよい」と述べている。『バンクスの本草書』によれば、ペニーロイヤルは「頭のなかの寒い体液」、「胸のなかの粘液」、「むず痒いおでき」、「腹部の疾患」、そして「痙攣」に効くという。

　田舎の人は、いまでもペニーロイヤル・ティーを痙攣が起きたり、風邪のときに飲んでいる。

> *プレギウム　pulegium
> ペニーロイヤルの別称「プレギウム」(pulegium) は種小名にも使われているが、これはおそらくラテン語のプレックス (pulex「ノミ」の意味) に由来するものであろう。というのも、古代ローマ時代には、ペニーロイヤルはノミの駆除によく用いられたからである。

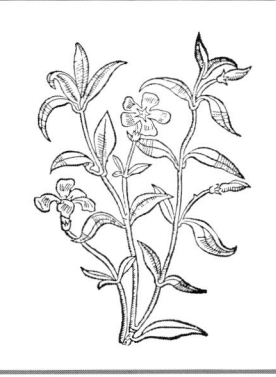

ヒメツルニチニチソウ

Periwinkle
Vinca minor L.
キョウチクトウ科

　ヒメツルニチニチソウは、中世では「地上の歓喜」ともよばれ、「悪霊」にあらがう神秘的な魔力をそなえていた。「このハーブを肌身はなさず持ち歩いていれば、悪魔はよりつかない」、と『健康の園』は述べている。「ヒメツルニチニチソウが戸口につるされてある家には魔物が入り込まない。すでに魔物が家のなかに棲みついている場合は、それを駆逐してくれる。このハーブを持っていれば、悪霊は追い払われる……聖母マリアの日〔8月15日〕に他のハーブの恩恵が得られれば、その薬効はいちだんと増す」。ヒメツルニチニチソウは「体液の異常流出をくい止め」、「歯痛をやわらげ」、「ひどい風邪からくる高熱を追放してくれる」。『偽アプレイウス』によれば、それは蛇、毒、呪いに「よく効いた」。これは人間が「しあわせに、心地よくなる」のを助け、「神の恩寵」を促す。

　ペリウィンクル・ティーは激しい出血を止め、炎症を起こした扁桃腺を治療するための家庭薬として、今日でもしばしば使われる。だが公認の薬局方には記されていない。

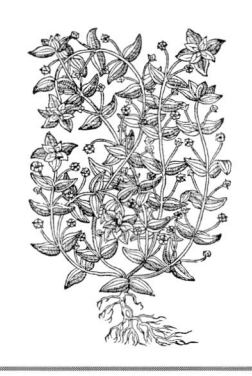

ルリハコベ

Pimpernel
Anagallis arvensis L.
サクラソウ科

　『健康の園』によれば、ルリハコベには 2 種類ある。ひとつは「赤い花をつけるもので、これは雄性のルリハコベである。もうひとつは空色の花をつけるもので、こちらは雌性のルリハコベである」。青色のルリハコベは膏薬をつくるのに用いられ、緋色のそれは捻挫の治療に用いられた。どちらも「眼のかすみ、耳鳴り」、そして「ズキズキする歯痛をともなう腫れ」の治療に用いられた。ルリハコベを鼻腔に入れると、「じめじめした頭」もすっきりした。このハーブはまた「毒獣の咬傷」、病のかかりはじめ、「腹痛」にも効いた。

　今日、ルリハコベは上に述べたどの病気の治療にも推奨されていない。但し、薬学者のあいだでは、ルリハコベの汁液にタンパク質の消化を促す酵素が含まれていることは認められている。

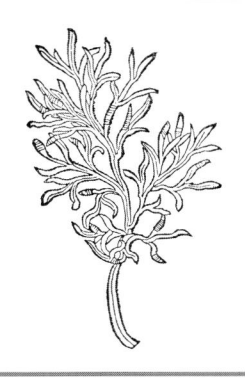

サザンウッド

Southernwood
Artemisia abroyanum L.
キク科

　サザンウッドは中世にあっては、いろいろな病気の治癒に用いられたようである。『バンクスの本草書』は、次のように述べている。「種子を砕いて水といっしょに飲めば、毒獣に咬まれた者は治る」。また「このハーブは寄生虫を殺す。それは咳に効き、秘結や胸部の収斂作用を促し、骨の病気にも効く」。さらに「このハーブの燃え殻と油を混ぜ、それを脱毛部分に塗ると、毛がはえてくる」。『健康の園』は加えてこう述べる。「このハーブの煙は家から蛇を駆除してくれる。匂いは芳しい」。

　田舎の若者は、顎鬚をはやすために、今でもサザンウッドの燃え殻からつくった軟膏を使っているという。フランス人はこの植物を「ガルデローヴ*」とよんでいる。蛾その他の昆虫から衣類をまもってくれると信じているためである。

*ガルデローヴ　garderobe
仏語で「衣装部屋、衣装箪笥、衣装戸棚」の意味。

★治療用ハーブ★

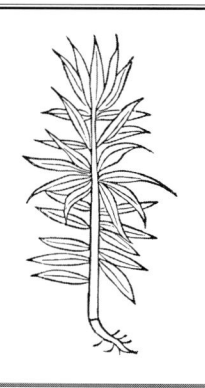

スパージ

Spurge
Euphorbia lathyris L.
ホルトソウ

トウダイグサ科

　このハーブには「腹のなかを洗い清める」効能がある。その効果は激烈なので、中世の本草家たちは、細かくきざんでワインといっしょに飲むか、「雌鶏1羽もしくは香味野菜」といっしょに出すようすすめた。スパージは「癇癪」と「鬱」の治療に用いられた。チョーサーはスパージを「カタピュセ」とよび、『尼僧付の僧の物語』*のなかでチャンティクレールとよばれる雄鶏に対して、悪夢をみないようにするための通じ薬のひとつとしてこれをすすめている。

　スパージは今日、下剤としてはほとんど用いられていない。あまりにその作用が強すぎるからである。『現代本草書』の著者グリーヴによれば、スパージの葉汁は皮膚をかぶれさせるところから、乞食はこれを故意に用いて人びとの同情をひいたという。

* 『尼僧付の僧の物語』
   古代ギリシア以来、人間の気質や病気は4種類の体液の混ざり具合で決まると考えられていた。いわゆる四体液説である（本書「タンジー」の項を参照）。この『尼僧付の僧の物語』には、気質や病気のみならず、夢もまた4種の体液のバランス状態によって決まるという考え方がよくあらわれている。たとえば、弓矢や、赤い炎や、赤い獣が自分を咬もうとしている夢をみるのは、赤い胆汁があり余っているためであるとか、黒い悪魔が自分をとらえようとしているかのように夢をみるのは、憂鬱の体液のせいである、といった具合である。こうした悪夢をみないようにするには、胆汁も黒胆汁も体から下してしまうのが一番よいことだと説かれ、そのためにハーブが用いられるのである。

【付記】

スパージは語源的には「浄化する、（不純物を）取り除く」という意味の'パージ purge'と姉妹語で、このハーブが下剤として使用されていたことを連想させる。スパージの茎からとれる乳液は、その昔、脱毛剤として使われたほか、魚の目を取り除くためにも使われた。ディオスコリデスは「その種子を6粒ないし7粒、丸薬にして、あるいはイチジクもしくはナツメヤシの実といっしょに服用すると、下から水、粘液、胆汁をくだす」と述べ、瀉下薬としてこのハーブをすすめている。フランスの田舎では、19世紀になってもこうした方法でスパージを下剤として用いていた。また、16世紀、南米のアステカ族はその根からつくった薬で鼓腸をやわらげ、寄生虫を駆除した。属名のエウフォルビアは、紀元前1世紀のギリシア人医師エウフォルボスにちなむ。彼は北アフリカのベルベル人が地中海沿岸に建国したマウレタニア王国の国王ユバ2世の侍医でもあった。

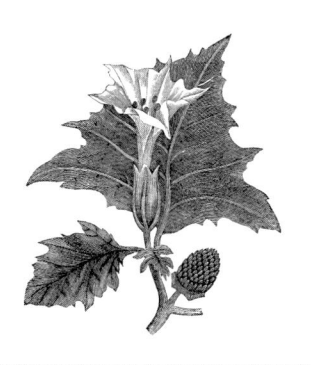

ヨウシュチョウセンアサガオ

Stramonium, Thornapple
Datura stramonium L.
ナス科

　ディオスコリデスはヨウシュチョウセンアサガオについて次のように述べている。「根1ドラクマ*をワインといっしょに服用すると、不快感のない幻覚が生ずる。しかし、2ドラクマ飲むと、3日間錯乱状態が続く。4ドラクマ飲むと、死んでしまう」。

　今日、ヨウシュチョウセンアサガオの葉はどの薬局方にも記されている。その薬剤は喘息の治療に大きな効果を発揮するうえ、麻酔力が強く、痙攣の抑止効果もある。但し、過剰摂取すると、めまいや意識の混濁をひきおこす。

>　*ドラクマ
>　　古代ギリシアの重量単位で、約4.33グラム。

【付記】
　ジェラードによれば、ヨウシュチョウセンアサガオの汁液と豚の脂をいっしょに煮込んでつくった軟膏は、火傷や皮膚炎の治療に用いられた。

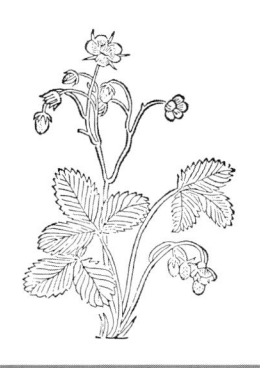

エゾヘビイチゴ

Wild Strawberry
Fragaria vesca L.

バラ科

　中世では、エゾヘビイチゴの葉には病を癒す属性があると考えられていた。『バンクスの本草書』はこう述べている。「このハーブは眼がかすんだ人に効く。また、眼の蜘蛛の巣状組織を破壊する効果もある」。また『大本草書』によれば、エゾヘビイチゴは「ことにあらゆる怒り封じに効く。その果汁をハチミツといっしょに飲むと、効果はてきめんである」。さらにエゾヘビイチゴは「胃の働きを活発にし、喉の渇きを癒す」。『健康の園』は次のような処方を挙げている。「エゾヘビイチゴの果汁とオオバコ水に桑の実の果汁8リットルを混ぜ、白い犬の糞を1リットルと……少量の酢を加え、……それをうがい薬として使うと喉の潰瘍に効く」。また「ワイルド・ストロベリー水は大汗かきの人に有効である」。

　現代の本草家が言うには、エゾヘビイチゴの葉を煎じて飲むと、気分が爽快になる。また、新鮮な実は変色した歯の色素を除去してくれるほか、美肌効果もある。

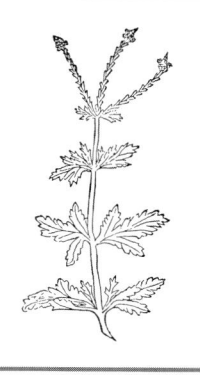

バーベイン

Vervain
Verbena officinalis L.
クマツヅラ

クマツヅラ科

　バーベインは胃、肝臓、肺、「結石をもっている人に」効くと考えられていた。それは内服薬として服用され、「毒獣に咬まれた」ときには外用薬として用いられた。それはまた「犬の吠える声」、発熱、「あらゆる毒」にも効いた。「バーベインを服用している」人は、「呼吸の調子がよい」。バーベインには魔力のような属性もそなわっていた。「戦場に赴く者は、バーベインを衣服につけて出征すれば、首尾よく敵から逃れることができるであろう。バーベインを身につけている者は、偉大な主君の愛顧を一身に受けるであろう」。さらに「食卓をかこむ人びとを陽気にさせるには、バーベインの葉4枚と根を4本採ってきて、ワインに入れるがよい。それから、そのワインを家のいたるところにまき散らすがよい。そうすれば、座も盛り上がるであろう」。バーベインは「神聖な薬草」とよばれた。

このハーブは中世以来、その利用が激減した。しかしながら、バーベインの薬湯はしばしば頭痛、発熱のときに与えられ、その湿布薬は耳の痛み、神経痛、リューマチの痛みがでたときに患部に塗布される。

【付記】
　バーベインは古くから薬用として膀胱疾患、とりわけ膀胱結石の治療に使われてきた。ケルトのドルイド僧は、儀式の際に使用する清めの水のなかにバーベインを入れた。また、古代ローマ人はバーベインで祭壇を飾ったところから、バーベインは「祭壇を飾る植物」とよばれた。キリスト教の伝説によれば、十字架上のキリストの出血を止めた薬草はバーベインであったという。ここからバーベインは強力な治癒力をもつとの評判がたった。中世にあっては、幸運をもたらす縁起のよい植物とされ、人びとは摘み取ったばかりのバーベインを首に下げて歩いたという。バーベインが聖なるハーブとよばれたのも、ケルトの時代から神事に使われていたからであろう。他方で、催淫性があるところから、媚薬としても珍重され、魔女はのろいをかけるときに、このハーブを使ったといわれる。

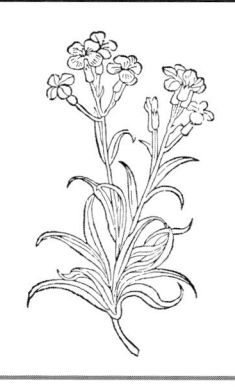

ニオイアラセイトウ

Wallflower
Cheiranthus cheiri L.
アブラナ科

　これは中世ではジリフラワー〔アラセイトウ、ストック〕として知られていた植物のひとつである。『健康の園』は次のように述べている。「この花はスミレのような匂いがする。薬としてはレモン色のものが一番良い」。「花の汁液を眼にたらすと、眼のなかのよこしまな斑点を除去してくれる」。この花の蒸留水を「昼夜を問わず、3ないし4週間飲み続けると、婦人は多産になる」。それはまた出産時の激痛、麻痺、水腫症、さらには「臀部の荒れ」にも効く。

　現代では、こうしたニオイアラセイトウによる治療法は一切おこなわれていない。薬学者は強心剤のなかにそれが含まれていることを認めているものの、今日薬剤としてはほとんど使われていない。ニオイアラセイトウは今日でも「スミレの匂いがする」。

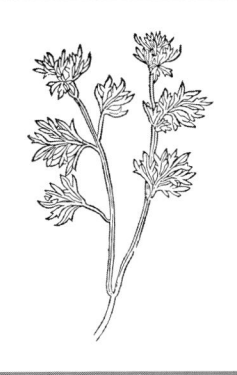

ニガヨモギ

Wormwood
Artemisia absinthium L.
キク科

　苦いニガヨモギの汁液を「甘い牛乳と混ぜたものは、腹のなかにいる寄生虫に効く」。また、「耳のなかにいる虫」にも効く、と『バンクスの本草書』は述べている。カンショウ（甘松）*といっしょに服用すると、「鼓腸をやわらげる」。「雄牛の胆汁といっしょにすりつぶし、それを眼にたらすと、視力障害のすべてのもとを絶つ。また心臓の強壮にも効く」。

　ニガヨモギはアブサン酒のもとになり、今日ではそれ以外の酒にも使用されている。ニガヨモギは神経中枢にきわめて強く作用し、幻覚、狂気、さらには精神異常をきたすこともある。

　　　　　＊カンショウ（甘松）　spikenard
　　　　　学名 *Nardostachys jatamanse*。インド産で芳香のあるオミナエシ科の多年草。根茎が薬用になる。

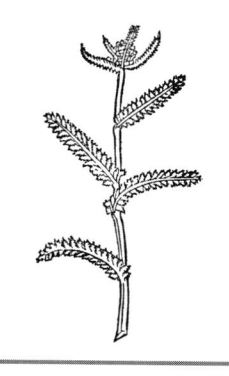

セイヨウノコギリソウ

Yarrow
Achillea milleifolium L.
キク科

　『バンクスの本草書』によれば、「このハーブを発見したのは古代ギリシアの英雄アキレスであった」。「アキレスは、鉄の武器で負傷した自分の部下たちをこれで治療した。セイヨウノコギリソウを粉末にして豚の脂と混ぜ、それを傷口にあてれば、傷は治る」。中世を通じてセイヨウノコギリソウは戦場でも家庭でも止血に使われた。膏薬にすれば、「頭痛」にも効くと考えられていた。「ワインや上等のエール」といっしょに飲めば、「胸やけ」を解消してくれた。「さらに、肉欲を抑制できない者には、このハーブを粉末にしてワインと混ぜ、それを温めて飲ませるがよい」。

　現代医学では、このような薬効は公式には認められていない。しかしながら、場所によっては、セイヨウノコギリソウには傷を治す薬効があるという言い伝えがいまでも残っている。本草家たちは、ヤロウ・ティーをひどい風邪に有効な妙薬としてすすめている。

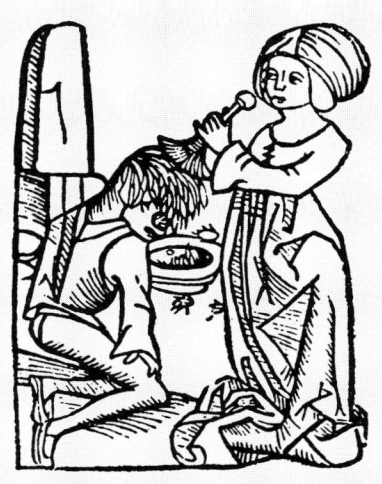

★ Herbs for Poisoning Pests ★
毒性ハーブ

頭皮の洗浄
(1491年、メイデンバッハにより
マインツで刊行された『健康の園』より)

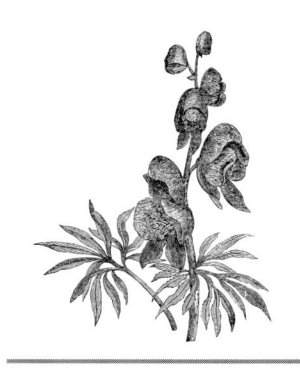

ヨウシュトリカブト

Aconite, Monkshood
Aconitum napellus L.
キンポウゲ科

　ヨウシュトリカブトの根は有害動物の毒殺に使われた。『パリの家長』は、ネズミを退治するために次のような助言をしている。「練り粉ときつね色に焦がしたチーズと粉末状のヨウシュトリカブトを混ぜてケーキをつくり、それをネズミの通り穴の近く……飲み物がまったくないところに置きなさい」。

　大量に服用すると死にいたる猛毒となるが、医者は心臓の鎮静剤としてヨウシュトリカブトを使用している。しかしながら、『アメリカ薬局方』の1942年度版からは削除されている。

【付記】

　ヨウシュトリカブトは強い毒性植物で、別名「オオカミ殺し」ともよばれた。ヨウシュトリカブトの汁液を塗った矢や、その根を混入した餌がオオカミ退治に使われたためである。カルペッパーによれば、ヨウシュトリカブトの根からつくった煎じ薬は、有毒生物の咬傷を洗い流す洗浄剤として使われた。さらにこの汁液は幻覚をひきおこすため、魔女が空中を飛ぶ際に股間に塗る軟膏の重要な成分となった。

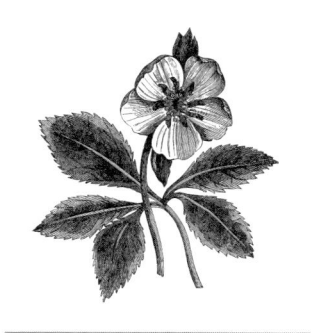

クリスマスローズ

Black hellebore
Helleborus niger L.
キンポウゲ科

　「オオカミやキツネを殺害するには」として、『パリの家長』は次のように述べている。「クリスマスローズの根を採取し、それをからからになるまで日陰干しにして……その粉末と細かくすりつぶしたガラス粉を5分の1、ユリの葉を4分の1の割合で配合し混ぜなさい。ハチミツと新鮮な脂身を用意し……上述の粉末と混ぜ、粘り気のある練り物にし、それをころがしながら鶏卵大の丸い球を何個かつくりなさい」。ディオスコリデスは、クリスマスローズは下剤であると記したのち、「確かに癲癇、鬱病、発狂、中風に効く」とつけくわえている。『大本草書』によれば、このハーブは痛風、「首筋のあたりの痛み」、皮癬の治療に用いられる。

　薬学者はクリスマスローズを強心剤用のジギタリスと同じ系統に分類しているが、今日この植物が栽培されているのは、クリスマスの頃に庭で最初に花を咲かせるからである。

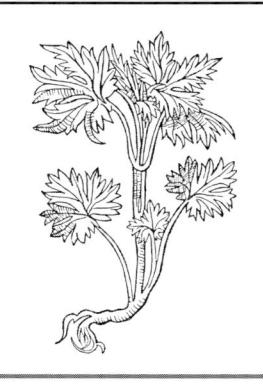

ヒエンソウ

Stavesacre, Larkspur
Delphinium staphisagria L.
キンポウゲ科

このハーブは、中世ではおもにアタマジラミを駆除するために用いられた。クレスケンティウスはこう述べている。「このハーブの種子を粉末にして酢と混ぜてつくった軟膏は、シラミとかさぶたによく効く。シラミの草とよばれるのは、そのためである。……さらにその粉末をハチミツに入れて飲むと、寄生虫を駆除する」。さらにクレスケンティウスは「その薬効は大なるものがある」と述べている。

ヒエンソウの種子を調合した薬剤は、今日でもアタマジラミの殺虫剤として認められている。

【付記】

ヒエンソウは強い殺虫、駆虫作用のあるハーブである。植物学者のジェラードによれば、その効果は絶大で、サソリや毒獣の前に置いただけで、微動だにしなくなるという。

第一次世界大戦中、長期に及ぶ塹壕戦でアタマジラミに悩まされた兵士たちを救ったのは、このヒエンソウであった。その浸出液は疝痛にも処方された。属名のデルフィニウム（Delphinium）は、ラテン語で「イルカ」を意味するデルフィーン Delphin（英語のドルフィン dolphin）に由来するが、これはヒエンソウの蕾がイルカに似ていると考えられていたからである。

★ SWEET SMELLING HERBS ★
芳香性ハーブ

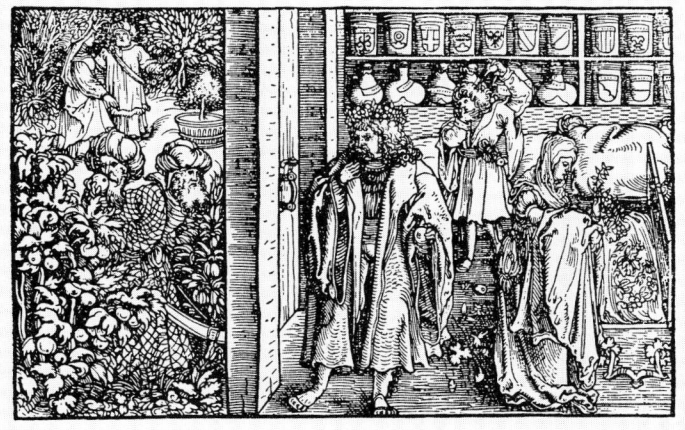

甘美な香り
(1532年、H.シュタイナーによりアウグスブルクで刊行された
ペトラルカ著『幸運と不運の対処法について』より、ヴァイディツによる木版画)

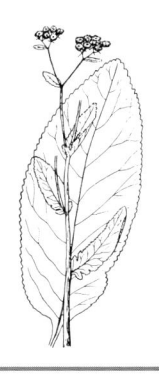

コストマリー

Costmary
Chrysanthemum balsamita L.
バルサムギク

キク科

　この植物の葉はひじょうに芳しく、おそらく芳香性のハーブのひとつに数えられていたであろう。中世では床にまかれ、食事の際に使用する手洗い水の香りづけにも用いられた。味は苦いが、しばしば中世の料理本にも登場する。コストマリーはとりわけ「酒造り用」ハーブとして栽培され、「エールコスト」ともよばれた。というのも、コストマリーはエールやビールの香味添えに欠かせなかったからである。

　乾燥させたコストマリーとラベンダーをいっしょに入れてつくった匂い袋は、麻の衣類に芳しい香りをつける。コストマリー・ティーを愛飲する人もいる。

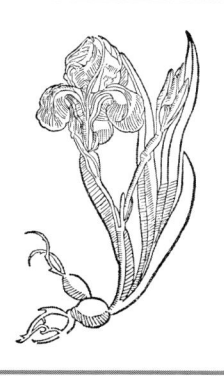

アイリス

Iris
Iris florentina L.　ニオイイリス
I. germanica L.　ドイツアヤメ
アヤメ科

　ディオスコリデスによれば、アイリスの「甘い香りがする」根には温体効果があり、咳止めや痙攣を抑えるのに有効であった。「寒さで冷えきり、硬直してしまった体」を温めてくれる。「毒獣に咬まれた傷」や「日焼け」に効くほか、「眠気を誘い、催涙効果もあり、腹部の疝痛にも効く。……総じて、ひじょうに多くの用途がある」。クレスケンティウスは、根を粉末状にしたものには制淫効果があり、それをバラ水と混ぜれば、目の炎症にも効くと述べている。紫色のアイリスの花弁とミョウバンから、中世の写本装飾家が使用する美しい緑の色素がつくられた。「甘い香り」をもったアイリスの根は、ほのかな芳香を生みだした。

　ニオイイリスやドイツアヤメの宿根は、今日、香水、匂い袋に入れる粉末、ポプリ、歯磨き粉に使われている。

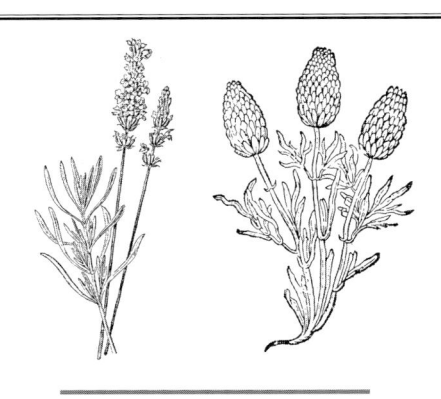

ラベンダー

Lavenders
Lavandula officinalis Chaix
トゥルー・ラベンダー（左図）
L. stoechas L.
フレンチ・ラベンダー（右図）
シソ科

　ラベンダーは、中世ではひじょうに重宝されたハーブであった。富者は絹や麻の衣類にその芳しい香りをつけ、蓋つきの衣装箱に入れて、虫除けにした。『健康の園』によれば、「聖母マリア」はラベンダーの花が大のお気に入りだった。「なぜならば、不純で汚らわしい害虫から衣類をまもってくれるからである」。さらに聖母マリアが「この花をこよなく愛したのは、貞節をまもってくれるからである。……ラベンダー水を頭にふりまかれた者は、水滴が付着している間、貞節になる」。『健康の園』は、頭痛のときはフレンチ・ラベンダーの花をゲッケイジュ、ベトニー、赤いバラ、マジョラム、カーネーション、ナツメグの花といっしょに小袋に入れることをすすめている。「貴族用」の袋は「赤い絹」、「庶民用の袋は

それよりも地味な素材」がのぞましい。この小袋を頭にのせると、「あらゆる痛みがやわらぐ」という。ラベンダーはまた、卒中、麻痺、失語症にも「言葉では表現できないほど、不思議な効力」を発揮した。

　スープ、香水、匂い袋にラベンダーが使われていることは、今日よく知られている。『現代本草書』によれば、「ヒステリー、麻痺、同種の心身障害に……ラベンダーは強力な興奮剤として作用する」。『アメリカ薬局方』には、アンモニアの芳香性エキスの成分、ならびに水石鹼に入れる糊膏と記されている。

【付記】
　ラベンダーの語源には諸説あるが、一説によるとラテン語で「洗う」を意味するラヴァーレ（lavare）に由来し、古代ローマ人がこの花を好んで浴湯に入れ、入浴したからであるという。芳香を放つラベンダーは頭痛や神経性疾患によく効くといわれていたが、フレンチ・ラベンダーの方がトゥルー・ラベンダーよりも薬効性は高いと考えられていた。しかし、フレンチ・ラベンダーは耐寒性に乏しく、北欧では栽培されなかった。

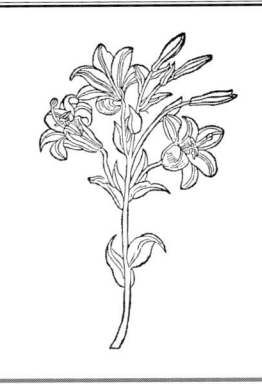

マドンナ・リリー

Madonna Lily
Lilium candidum L.
ニワシロユリ

ユリ科

　「マドンナ・リリーは、バラに次いで気高く、敬愛にあたいする」。13世紀の学者バルトロメウス・アングリクス*は、こう記している。「色の美しさ、香りの芳しさ、そして作用の効果と効能の点で、このユリほど慈悲深いものはない」。ディオスコリデスは、マドンナ・リリーの花は筋肉をやわらげる軟膏をつくるために使われた、と述べている。葉は「蛇の咬傷を治すために、患部に当てられた」。また、火傷や「古い潰瘍、新しい外傷」にも効いた。ユリの根を「打ち砕いて、ハチミツと混ぜたものは、ハンセン病の治療に有効である」。また「顔の皮膚をきれいにして、シミをとってくれる」。クレスケンティウスはさらに、ユリの根は「使い込んで薄くなった頭髪を蘇生させる」と述べている。『大本草書』は、化粧用には栽培されている白ユリよりも、野生の赤いユリの方がよいと述べ、このハー

ブを「顔色をよくするため」、そして「顔の皮膚の過度な赤みを取りのぞくために」推奨している。

　現代の医学はこうした薬効を認めていない。しかしながら、現代のハーブにまつわる伝承によれば、マドンナ・リリーの球根からつくられる軟膏は、火や熱湯による火傷の痛みを取りのぞき、おできや膿瘍を化膿させ、魚の目を取りのぞいてくれるという。

> ＊バルトロメウス・アングリクス　Bartholomaeus Anglicus
> 13世紀に活躍したイングランド生まれのフランシスコ会修道士。パリ大学の神学教授をつとめ、のちドイツのマグデブルク大学でも教鞭をとった。著書『事物の諸性質について』(*De Proprietatibus Rerum*) は中世最初の百科事典といわれ、哲学、医学、動物学、植物学、地理学、鉱物学、年代学、占星術など種々の分野を扱っている。

【付記】
　マドンナ・リリーは東欧に自生していた。これをひろめたのは古代ローマの軍人たちで、彼らはマドンナ・リリーを傷の治療や靴擦れ、マメ、ねぶと（おできの一種）の治療に使っていた。そのため、ローマの軍団駐屯地の周囲にはマドンナ・リリーが植えられていたという。古代ギリシア人やローマ人はこの白色のユリをたいそう好んだ。キリスト教が普及しはじめた頃に、この花はマドンナ（聖母マリア）に捧げられた。おそらく、その上品な白さが純潔の象徴と考えられたためであろう。マドンナ・リリーは聖母訪問の祝日（7月2日）に飾られる。

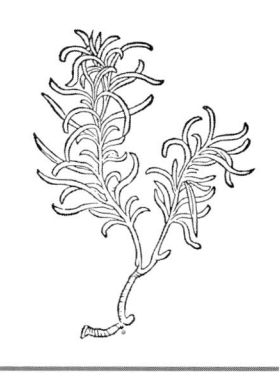

ローズマリー

Rosemary
Rosmarinus officinalis L.
マンネンロウ

シソ科

　ローズマリーは中世の庭で栽培されたハーブのなかでは一番好まれ、もっとも有用なハーブのひとつであった。ローズマリーは、サラダや魚の緑色野菜ソースに用いられたほか、ワインの風味添えにも使われた。クリスマスには、豚の頭は「ローズマリーの花輪で飾られ」、食事の際の手洗い水には、ローズマリーの香りがつけられた。『バンクスの本草書』には、次のように記されている。もしも汝が「ローズマリーの花を摘んできて大箱に入れ、なかの衣類や書籍の間にはさんでおけば、害虫がつくこともないであろう。……また、ローズマリーの花を摘んできて粉末にし、亜麻布に包んで右腕に結びつけておけば、明るく陽気になるであろう。……ローズマリーの葉を白ワインで煮詰め、その煮汁で顔を洗いなさい。……そうすれば、汝の顔はきれいになるであろう。また、枕の下にその葉を置いて寝れば、悪夢にうなされることもないであ

ろう。……さらに、ローズマリーの木片で箱をつくり、その香りを嗅いでいれば、老けこむこともないであろう。……庭にローズマリーを植え、まめに手入れをするように。重宝すること請け合いである」。

今日でも、ローズマリーはサラダや魚のソース、亀のスープや牛の尾(オックステイル)のスープに使われている。ローズマリーは、ハンガリー・ウォーター*とよばれる化粧水の主要な成分となっている。ハンガリー・ウォーターは、今日でも「美肌を保証し、加齢をたんなる時間の逃亡にすぎないものにしている」。ローズマリーの精油は『アメリカ薬方局』では、香水と記されている。

> *ハンガリー・ウォーター　Hungary Water
> もともとはローズマリーをアルコールに浸けて抽出された香水の一種で、治療薬としても使われた。14世紀後半、齢七十を過ぎていたハンガリー王妃エリザベートがこれ使い、若さと健康を取り戻したといわれているところから、その名がついた。1370年に香水好きで有名だったフランス王シャルル5世に献上され、その後ヨーロッパ各地に広まった。18世紀にオーデコロンが登場するまで、香水ならびに治療薬として、人気を保っていた。

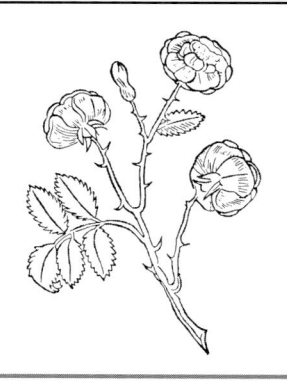

バラ

Roses
Rosa alba L. ホワイト・ローズ
R. centifolia L. キャベジ・ローズ
R. damascena Mill. ダマスク・ローズ
R. gallica L. フレンチ・ローズ

バラ科

　中世の人びとにとって、バラは疑いもなく「花のなかの花」であった。バラ水は食事の際の手洗い水に使用された。乾燥させた花びらは、衣装箱に収納された衣類にばらまかれた。それには「プロヴァン*のバラが一番良い」と『パリの家長』は述べている。「だが、それらの花びらはふるいにかけて、……穴から害虫が落ちるようにしなければならない……そのあと、衣類の上にふりまく」のである。春になると、ご婦人方は「私室に赤いバラやユリの花」をまき散らした。バラにアーモンド、砂糖、雄鶏、サフランを混ぜると、"ロゼ"とよばれる好物の料理ができあがった。バラの砂糖菓子は、パーティー用菓子としてたいへん珍重された。『バンクスの本草書』

によれば、ハチミツのシロップとバラは「虚弱者、病人、無気力者、鬱病者、癇癪もち」に与えられる。バラ水は「目によく、また顔面に軟膏として塗ると有効である。というのも、顔のシミを取りのぞいてくれるからである。さらに乾燥したバラを鼻に近づけて匂いを嗅ぐと、脳や心臓を活性化させ、元気づける」。

バラは今日、香水、ハンド・ローション、ポプリ、匂い袋として販売用に栽培されている。地域によっては、バラは今でも飲食物の香りづけとして人気がある。ことに中近東ではそうである。『アメリカ薬局方』には、ホワイト・ローズ、キャベジ・ローズ、フレンチ・ローズ、ダマスク・ローズが収載されている。

*プロヴァン　Provins
イル・ド・フランス〔パリから約150キロ圏内の地方〕にある都市。古来、バラのジャムやバラのキャンディーなど、バラを使った製菓業が盛んで、今日でも「バラの町」として知られる。中世の面影を色濃く残す町で、かつてはシャンパーニュの大市が開催された。なお、南仏のプロヴァンス（Provence）とは異なる。

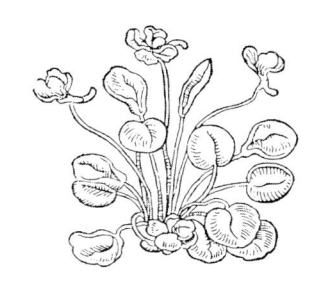

ニオイスミレ

Sweet Violet
Viola odorata L.
スミレ科

　「私が送り届ける芳香性のハーブのなかで、紫色のスミレほど高貴なものはない」。中世のある司教は、友人で修道院長でもあった王妃に宛てた手紙のなかでそう書いた。15世紀のある写本のなかで、スミレは「ポタージュ用ハーブ」、さらには「ソース用ハーブ」のひとつに挙げられている。「スミレの花」は「サラダ用」である。『パリの家長』はスミレの葉をハーブオムレツに入れた。15世紀の料理人たちはスミレの揚げ物（フリッターズ）や「私の恋人（モナミ）」とよばれる一種のカスタードをつくったが、それはスミレで飾られていた。『バンクスの本草書』は、熱が出たら「スミレ油をケシの実の粉末といっしょに混ぜてあたため、それを腰部に塗るように。……また、病気のせいで眠れない者には、このハーブを浸した水に足首までつけさせるとよい。……就寝するときは、このハーブをこめかみに結わえておくこと」をすすめている。スミレはまた、眼の痛みや発作あるいは酒酔いにも効いた。『パリの家長』は霜が降

りないうちに、スミレを室内にとり込んだ。

　砂糖漬けのスミレは場所によっては今日でも珍味に数えられているし、スミレの葉はサラダに加えるにはもってこいの素材である。新鮮なスミレからつくられたチンキは、発作的に出る咳に効くとされている。また摘んだばかりのスミレの葉でつくった湿布薬は痛みをやわらげてくれる。スミレから香水をつくる作業は経費がかかるので、今日市場にでまわっているスミレの香水の大部分は他の原料からつくられている。

【付記】
　ニオイスミレは薬用ハーブとしても使われた。古代ギリシアでは、ニオイスミレの鎮静効果が知られていた。アテネ市民は怒りを鎮めたり、眠気を誘うため、あるいは強心剤としてニオイスミレを使用した。かつてアテネは「ニオイスミレの都」と呼ばれたほど、周囲の山々にはこの花が咲き乱れていたらしい。プリニウスによれば、その根と酢で塗擦剤をつくり、痛風と脾臓の疾患に用いたという。ジェラードはニオイスミレのシロップは、不眠症、頭痛、喉の痛みに効くと述べている。中世にあっては、この花は聖母マリアの優しさ、謙虚さ、悲しみを象徴するものと考えられた。うなだれて咲くその姿は、謙虚さのあらわれであり、またニオイスミレは墓石に撒かれる花でもあったため、聖母の悲しみを象徴していると考えられたのである。

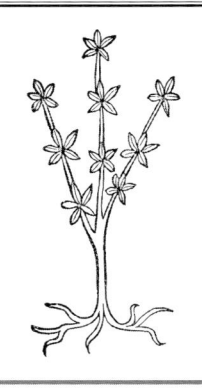

スイート・ウッドラフ

Sweet Woodruff
Asperula odorata L.
クルマバソウ

アカネ科

　スイート・ウッドラフは乾燥させると、刈り取ったばかりの干草のような香りがする。このハーブは床にまき散らしたり、衣装箱に収められた衣類に芳しい香りをつけたり、祝祭日に教会に飾る花冠をつくるために使われた。「スイート・ウッドラフは熱暑がもとで発症するあらゆる病気を治すのに有効である」と『健康の園』は述べ、さらに「このハーブには悠久の時をへた露のしずくが浸み込んでいる」という。

　乾燥させたスイート・ウッドラフは今日でも亜麻の衣類に香りをつけるのに使われており、害虫をよせつけないといわれている。ドイツのライン地方では、スイート・ウッドラフの小茎をワインの中に入れ、マイボール*とよばれるおいしいワインをつくっている。

＊マイボール　Maibowle
　ドイツの白ワインにスイート・ウッドラフを浸してつくられる。マイヴァイン（Maiwein）としても知られ、かつては春の訪れを告げる五月祭のときにふるまわれた。

【付記】

　スイート・ウッドラフの乾燥した葉はひじょうに芳しい香りがするため、中世では一般の家庭や教会でも多用された。たとえば、土間や床に敷き詰められたほか、マットレスやベッドの詰め物としても重宝された。ほかのハーブに比べると香りが長もちするところから、よく衣類のあいだに置かれた。これには害虫を寄せつけないという利点もあった。スイート・ウッドラフは薬草としても重要であった。生傷ができると、スイート・ウッドラフの葉を摘んできて、それをすりつぶし、患部に塗布した。新鮮な葉からつくられた煎じ薬は、強心剤、健胃剤として使われたほか、肝臓疾患にも効き、胆汁の分泌を促した。スイート・ウッドラフのリーフ・ティーは、激しい腹痛におそわれたときに効果を発揮した。ジェラードによれば、真夏にスイート・ウッドラフの花束を室内につるしておくと、自然に温度調節がおこなわれ、部屋全体がすずしくなると同時に、室内の空気もさわやかになる。白ワインに摘み取ったばかりのスイート・ウッドラフを浸してつくられるマイボールは、ほのかなバニラの香りがする。待ちわびた春の到来を歓迎し、このワインをふるまう習慣は13世紀以来のものであるという。

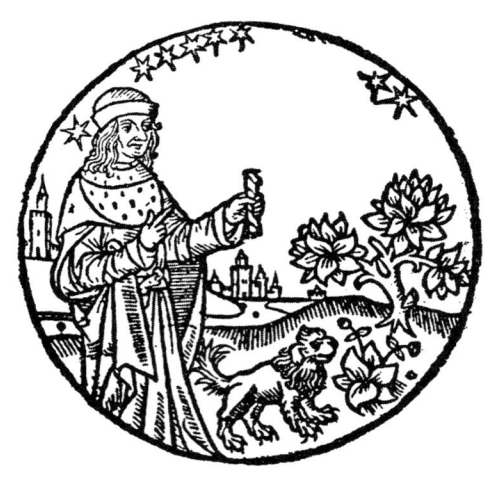

1533年、ピエール・ルベルによりパリで刊行された
アンドレ・ル・フルニエ著
『人間の本性の美化と婦人の美容法』より

付：カール大帝の庭のハーブ

遠山茂樹

◆「カール大帝御料地令」第70条にみられるハーブと果樹

　伝記作者アインハルトの伝えるところによれば、カール大帝（シャルルマーニュ）は、きわめて敬虔な人物であったといわれ、教会の整備や修道院の建設をおこない、キリスト教の普及につとめた。聖職者は多くの所領や特権を与えられたばかりでなく、政治上の重要な任務もゆだねられた。アーヘン（ドイツ西部、オランダ・ベルギーとの国境近くの都市）にあったカール大帝の宮廷にはアルクインをはじめ有能な聖職者があつまった。世に言う「カロリング・ルネサンス」の担い手は、ほかならぬこうした聖職者であり、彼らのもとでラテン語教育にもとづく古典の文芸復興運動が開花したのである。

　一方、カール大帝治下でフランク王国は最大版図に達した。西はピレネー山脈から東はエルベ川、北は北海沿岸から南は中部イタリアに至る広大な領土を獲得した。カールはゲルマン諸部族を統合し、800年には教皇レオ3世から皇帝として戴冠された。「西ローマ帝国の復活」といわれるこのできごとは、西ヨーロッパの東ローマ（ビザンツ）帝国からの独立を意味した。こうしてカール大帝の時代に、古典文化、キリスト教、ゲルマン的精神というヨーロッパ文化の三大要素が融合し、後世のヨーロッパの歴史的基礎が築かれたのである。

　大帝は広大な領地を治めるために、さまざまな施策を講じた。たとえば、王国内の各部族の部族法典を成文化したり、地方の統治にたずさわる伯（グラーフ）を任命したり、定期的に巡察使を派遣しては地方長官である伯を監督させた。勅令の発布も、そうした統治政策の一環であった。いわゆる「カール大帝御料地令」（800年頃）には王領地経営の基本的な留意事項が列挙されており、カロリング諸王による王領荘園の管理・運営方法を示す、重要な法制・経済史料となっている。

　御料地令は計70条に及び、その内容は多岐にわたる。たとえば、王領地の各荘園を管理する荘司は播種、耕作、収穫、牧草の刈り取り、ブドウの収穫がおこなわれるときには、作業を監視し、それらが十分になさ

LXX. Uolumus qd In orto om~s herbas habeant. id: Lilium.

Rosas	mentastrum	Castanearios
fenigrecum	tanazitam	persicarios
Costum	nepitam	diuersi ge
Saluiam	febrefugiam	neris
Rutam	papauer	Cotoniarios
Abrotanum	betas	nucellarios
Cucumeres	uulgigina	Amandala
pepones	ṁsmaluas	rios
Cucurbitas	maluas	Moraros
fasiolum	carutas	Lauror
Ciminum	pastenacas	pinos
Rosmarinu~	Adripias	ficus
Careum	blidas	Nucaros
Cicerum italicu~	Raua caulos	Ceresarios
Squillam	caulos	DIVERSI
Gladiolum	uniones	GENERIS
Dragantea	britlas	malozum
Anesum	porros	nomine
Coloquentidas	radices	Cozma
Solsequiam	scalonicas	ringa
Ameum	cepas	Geroldinga
Silum	alia	Creuedella
Lactucas	uuam~	Spiraucas
git	cardones	Dulcia
Eruca alba	fabas maiores	Acriores
Nasturcium	pisos mauriscos	Omnia sca
Parduna	coriandrum	uaporica
puledium	cerfolium	& subtro
Olisatum	Lactendas	comestura
petresilinum	sclaream	Primtu
Apium	& ille ortulanus	uc~
Leuisticum	nus habeat sup	peran
Sauinam	domus suã loui~	eius serua
Aneum	barbam	toris
feniculum	Dearboribz uolu	trium &
Intubas	mus q habeant	quartum
Diptamnu~	pomarios diuer	
Sinape	si generis.	genus dulciores
Satureiam	prunarios diuer	
Sisimbrium	sorbarios	& coctiores seroтiна
mentam	mespilarios	

カール大帝御料地令第70条（写本の一部）
（ドイツ、ヴォルフェンビュッテル市のヘルツォーク・アウグスト図書館所蔵）

れるよう作業手順を定めなければならなかった。また、荘司は王領地にいる王の農奴たちがしかるべき賦役を履行できるよう、農耕用の家畜を確保しておかなければならなかった。本書にも出てくる十分の一税に関連する規定もある。すなわち荘司は自分の管理する荘園からあがる総収益の十分の一を、各所領内の教会に納入すべきこととされていた。また、各荘司には鍛冶師や醸造師、靴職人などといった腕の良い工匠を養っておくことが期待されたほか、裁判集会をひらいて、人びとの暮らしに十分配慮することも求められた。

このように荘司への指示というかたちをとって発布された御料地令は、端的にいえば王領地経営の指針であり、そのひとつにハーブに関連する事項も含まれているのである（第70条）。そこにはカール大帝がみずからの庭において栽培されることを望んだ73種類のハーブと16種類の果樹が列挙されているが、その数の多さと種類の豊富さの点からみて、カール大帝がハーブの栽培と管理におおいに意を用いていたことがうかがえる。

数あるハーブの最後（第73番目）に挙げられているのはヤネバンダイソウであるが、これについて、実際の史料では「どの庭師も自分の家の屋根にはヤネバンダイソウを植えつけるべし。」と独立した一文になっている。ヤネバンダイソウは雷神に奉納されたハーブで、古来、これが屋根に生えた家は稲妻、雷鳴、火災、厄病、魔物の難をまぬかれるという言い伝えがあった（本書112頁「ヤネバンダイソウ」の項参照）。大帝がわざわざ最後にこのハーブを挙げ、しかも荘司ではなく庭師に対して、命令口調ともいえる言い回しでヤネバンダイソウの植栽を指示していることは、庭園の管理とハーブに対する関心の高さを示すものとして興味深いものがある。

果樹のうちリンゴについては4つの品種が挙げられており、味と用途に応じて、甘いもの、酸味のあるもの、貯蔵用のもの、すぐさま消費されるもの、早生のものがあった。同様に、ナシについては貯蔵用のもの、甘いもの、調理用のもの、晩熟のものを3、4種類栽培するよう指示されている。

薬草園の原図

薬草園に植えられていたハーブ

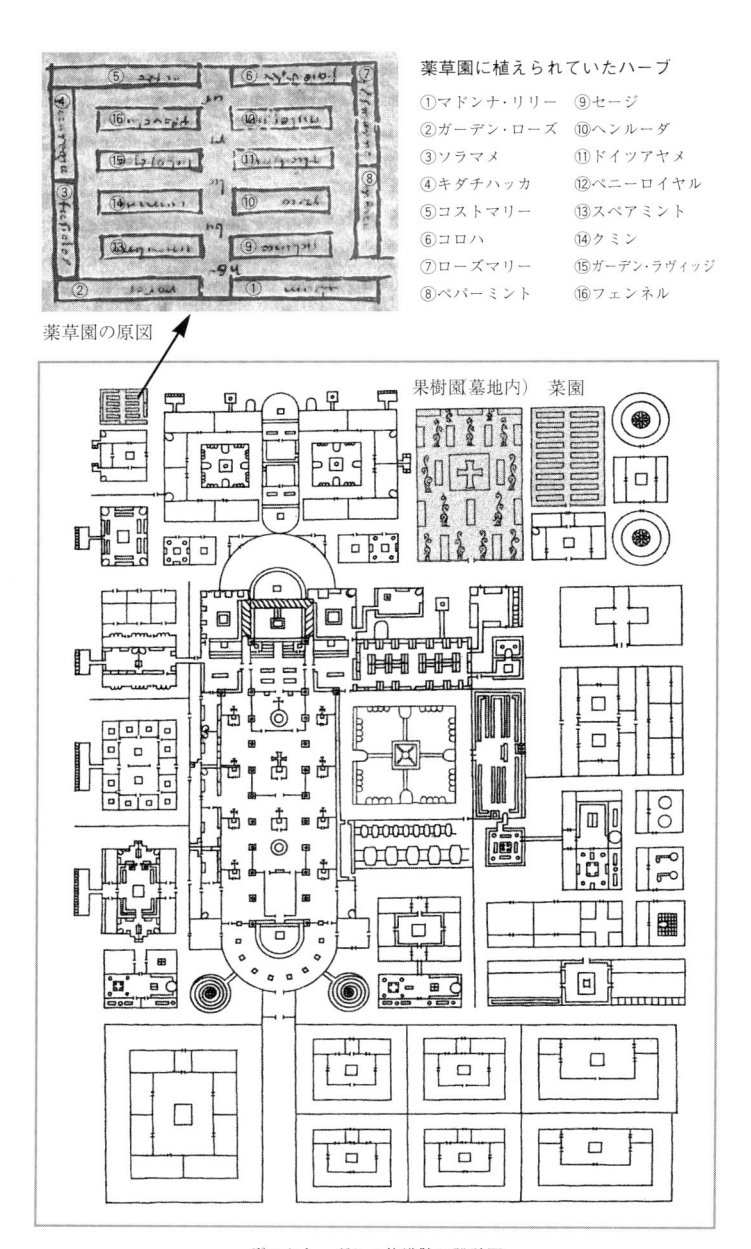

① マドンナ・リリー　⑨ セージ
② ガーデン・ローズ　⑩ ヘンルーダ
③ ソラマメ　　　　　⑪ ドイツアヤメ
④ キダチハッカ　　　⑫ ペニーロイヤル
⑤ コストマリー　　　⑬ スペアミント
⑥ コロハ　　　　　　⑭ クミン
⑦ ローズマリー　　　⑮ ガーデン・ラヴィッジ
⑧ ペパーミント　　　⑯ フェンネル

果樹園(墓地内)　菜園

ザンクト・ガレン修道院の設計図

(*Obst, Gemüse und Kräuter: Karls des Grossen, Verlag Philipp von Zabern*, Mainz, 2008 より転載。
原図はザンクト・ガレン修道院所蔵)

◆御料地令とザンクト・ガレン修道院

　ところで、カール大帝の領内にあったザンクト・ガレン修道院（スイス北東部、ボーデン湖に近いザンクト・ガレン市に所在）は7世紀はじめにアイルランドの修道士ガルス（550頃～627頃）によって創建されたものだが、ここには多くの修道士たちがつどい、写本の製作と蒐集に従事した。同修道院には数多くの貴重な写本類が残されているが、なかでも820年頃に製作されたザンクト・ガレン修道院の建築平面図は現存する唯一の修道院プランで、第7代修道院長ゴツベルトゥス（在位812～835頃）のときに、修道院を建てなおす目的で製作された。ゴツベルトゥスは当時カロリング帝国内で最も貧しく、小さいと考えられていたこの修道院を、帝国修道院にふさわしい規模と設備をもつよう再建することを企図し、バーゼル司教でボーデン湖に浮かぶ小島ライヒェナウの修道院長でもあったハイトに設計を依頼したのである。

　本書との関連で注目されるのは、その設計図に各種の工房やビールの醸造所、製粉所などとならんで薬草園・果樹園・菜園が含まれていることである。しかも、そこに記されている植物をみてみると、大半がカール大帝御料地令の第70条にみられるものなのである。薬草園を例にとってみると、そこには次の16種類の薬草が記されている。すなわち、マドンナ・リリー、ガーデン・ローズ、ソラマメ、キダチハッカ、コストマリー、コロハ、ローズマリー、ペパーミント、セージ、ヘンルーダ、ドイツアヤメ、ペニーロイヤル、スペアミント、クミン、ガーデン・ラヴィッジ、フェンネルである。さらに同修道院プランには、14種類の果樹と18種類の野菜が記されている。

　20世紀前半を代表する歴史家で、ウィーン大学総長もつとめたアルフォンス・ドプシュ（1868～1953）によれば、カール大帝御料地令はザンクト・ガレンの修道院プランのもとになり、ライヒェナウ修道院のストラボも『ホルトゥルス』（小庭園）を執筆するさいに御料地令の写しを利用したという。ちなみに、ストラボのこの作品には24種類のハーブが登場する。カール大帝御料地令は修道院付属庭園の植栽プランにも、少なからず影響を及ぼしていたのである。

◆ハーブリスト

　以下のハーブリストは、「カール大帝御料地令」第70条にみるハーブについて、Karl Josef Strank und Jutta Meurers-Balke (Hrsg.), *Obst, Gemüse und Kräuter Karls des Großen*, Philipp von Zabern Verlag, Mainz am Rhein, 2008 に準拠し、まとめたものである。原文に記されているハーブ名とそれに対応する学名、和名などが列記されているが、ひとつの植物に特定できない場合は、想定され得る複数の植物を併記した（同一番号でa、bと区分されているものがそれに該当する）。

　本書で取り上げられているものには＊印を付した。

＊1. lilium　　　*Lilium candidum* L.　ニワシロユリ、マドンナ・リリー
　2. rosas　　　*Rosa canina* L.　ドッグ・ローズ
　3. fenigrecum　*Trigonella foenum-graecum* L.　コロハ
＊4a. costum　　*Tanacetum balsamita* L.（＝*Chrysanthemum balsamita* L.）バルサムギク、コストマリー
　4b. costum　　*Saussurea costus*（Falc.）Lipschütz　モッコウ、コスタス
＊5. salviam　　*Salvia officinalis* L.　ヤクヨウサルビア、セージ
＊6. rutam　　　*Ruta graveolens* L.　ヘンルーダ
＊7. abrotanum　*Artemisia abrotanum* L.　サザンウッド
　8. cucumeres　*Cucumis sativus* L.　キュウリ
　9. pepones　　*Cucumis melo* L.　メロン
　10. cucurbitas　*Cucurbita lagenaria* L.　ユウガオ
　11a. fasiolum　*Vigna unguiculata*（L.）Walp　ササゲ
　11b. fasiolum　*Dolichos lablab* L.　フジマメ
＊12. ciminum　　*Cuminum cyminum* L.　クミン
＊13. ros marinum　*Rosmarinus officinalis* L.　マンネンロウ、ローズマリー
＊14. careium　　*Carum carvi* L.　ヒメウイキョウ、キャラウェイ
　15. cicerum italicum　*Cicer arietinum* L.　ヒヨコマメ
　16. squillam　　*Scilla maritima* L.　カイソウ
＊17a. gladiolum　*Iris germanica* L.　ドイツアヤメ
　17b. gladiolum　*Gladiolus italicus* Mill.　グラジオラスの一種
　18a. dragantea　*Polygonum bistorta* L.　イブキトラノオ
＊18b. dragantea　*Artemisia dracunculus* L.　エストラゴン、タラゴン
＊19. anesum　　*Pimpinella anisum* L.　アニス
　20a. coloquentidas　*Citrullus colocynthis*（L.）Schrad.　コロシントウリ

20b. coloquentidas　　Bryonia alba L.　セイヨウスズメウリ、ホワイト・ブリオニー
21a. solsequiam　　Heliotropium europaeum L.　ヨウシュキダチルリソウ
＊21b. solsequiam　　Calendula officinalis L.　キンセンカ、マリゴールド
22a. ameum　　Ammi copticum L.　エチオピアクミン、アジョワン
22b. ameum　　Meum athamanticum Jacq.　ボールドマネー
23. silum　　Laserpitium siler L.　サーマウンテン
24a. lactucas　　Lactuca sativa L.　チシャ、レタス
24b. lactucas　　Lactuca virosa L.　ビター・レタス
25. git　　Nigella sativa L.　ブラック・クミン、ローマン・コリアンダー
26. eruca alba　　Eruca sativa Mill.　キバナスズシロ
27. nasturtium　　Nasturtium officinale R.Br.　オランダガラシ、クレソン
28. parduna　　Arctium lappa L.　ゴボウ
＊29. puledium　　Mentha pulegium L.　メグサハッカ、ペニーロイヤル
30. olisatum　　Smyrnium olusatrum L.　アレキサンダーズ、ホース・パセリ
＊31. petresilinum　　Petroselinum crispum（Mill.）Nym. ex A.W. Hill　オランダゼリ、パセリ
32. apium　　Apium graveolens L.　オランダミツバ、セロリ
33a. levisticum　　Levisticum officinale W.D.J. Koch　ガーデン・ラヴィッジ
33b. levisticum　　Ligusticum mutellinua（L.）Crantz　マウンテン・ラヴィッジ
34. savinam　　Juniperus sabina L.　サビン
＊35. anetum　　Anethum graveolens L.　イノンド、ディル
＊36. fenicolum　　Foeniculum vulgare Mill.　ウイキョウ、フェンネル
37. intubas　　Cichorium intybus L.　キクニガナ、チコリー
＊38. diptamnum　　Dictamnus albus L.　ヨウシュハクセン、ディタニー
39. sinape　　Sinapis alba L.　シロガラシ
＊40. satureiam　　Satureja hortensis L.　キダチハッカ、サマーセイボリー
41. sisimbrium　　Mentha aquatica L.　ウォーター・ミント
＊42. mentam　　Mentha spicata L.　オランダハッカ、スペアミント
43. mentastrum　　Mentha longifolia（L.）L.　ホース・ミント
＊44. tanazitam　　Tanacetum vulgare L.　ヨモギギク、タンジー
45. neptam　　Nepeta cataria L.　イヌハッカ
＊46a. febrefugiam　　Tanacetum parthenium（L.）Schultz Bip.　ナツシロギク、フィーバーフュー
46b. febrefugiam　　Centaurium erythraea L.　シマセンブリの一種

*47. papaver   *Papaver somniferum* L.　ケシ
 48. betas   *Beta vulgaris* L. ssp. *vulgare* cv. *cicla*（L.）Alef　フダンソウ
 49. vulgigina   *Asarum europaeum* L.　オウシュウサイシン
*50. mismalvas, i.e., althaea   *Althaea officinalis* L.　ビロードアオイ
*51. malvas   *Malva sylvestris* L.　ウスベニアオイ
 52. carvitas   *Daucus carota* L.　ニンジン
 53. pastinacas   *Pastinaca sativa* L.　アメリカボウフウ、パースニップ
 54. adripias   *Atriplex hortensis* L.　ヤマホウレンソウ
 55. blidas   *Amaranthus blitum* L.　ワイルド・アマランス、パープル・アマランス
 56a. ravacaulos   *Brassica oleracea* L. convar. *caulorapa* (DC.) Alef. var. *gongylodes*　カブカンラン、コールラビ
 56b. ravacaulos   *Brassica rapa* L. emend. Metzg. ssp. *repa*　オクテノカブラ、ワイルド・ターニップ
 57. caulos   *Brassica oleracea* L.　ワイルド・キャベッジ
 58a. unions   *Allium fistulosum* L.　ネギ
 58b. unions   *Allium ursinum* L.　ラムザン
 59. britlas   *Allium schoenoprasum* L.　チャイブ
 60. porros   *Allium porrum* L.　リーキ
 61. radices   *Raphanus sativus* L.　ラディッシュ
 62. ascalonias   *Allium cepa* L. var. *ascalonicum*　シャロット、エシャロット
 63. cepas   *Allium cepa* L. var. *cepa*　タマネギ
 64. alia   *Allium sativum* L.　ニンニク
 65. warentiam   *Rubia tinctorum* L.　セイヨウアカネ、マダー
 66a. cardones   *Dipsacus sativus*（L.）Honck.　ラシャカキグサ
 66b. cardones   *Cynara cardunculus* L.　カルドン
 67. fabas maiores   *Vicia faba* L.　ソラマメ
 68. pisos Mauriscos   *Pisum sativum* L.　エンドウ
*69. coriandrum   *Coriandrum sativum* L.　コエンドロ、コリアンダー
 70. cerfolium   *Anthriscus cerefolium*（L.）Hoffm.　チャーヴィル
 71. lacteridas   *Euphorbia lathyrus* L.　ホルトソウ
*72. sclareiam   *Salvia sclarea* L.　オニサルビア、クラリーセージ
*73. Iovis barbam   *Sempervivum tectorum* L.　ヤネバンダイソウ

（以下、果樹）

74. pomarios　　*Malus domestica* Borkh.　リンゴ
75. pirarios　　*Pyrus communis* L.　セイヨウナシ
76. prunarios　　*Prunus domestica* L.　セイヨウスモモ
77. sorbarios　　*Sorbus domestica* Borkh.　ナナカマドの一種
78. mespilarios　　*Mespilus germanica* L.　セイヨウカリン
79. castanarios　　*Castanea sativa* Mill.　ヨーロッパグリ
80. persicarios　　*Prunus persica*（L.）Batsch　モモ
81. cotoniarios　　*Cydonia oblonga* Mill.　マルメロ
82. avellanarios　　*Corylus avellana* L.　セイヨウハシバミ
83. amandalarios　　*Prunus dulcis*（Mill.）D.A. Webb　アーモンド
84. morarios　　*Morus nigra* L.　クログワ
* 85. lauros　　*Laurus nobilis* L.　ゲッケイジュ
86. pinos　　*Pinus pinea* L.　イタリアカサマツ
87. ficus　　*Ficus carica* L.　イチジク
88. nucarios　　*Juglans regia* L.　ペルシアグルミ
89a. ceresarios　　*Prunus avium* L.　セイヨウミザクラ
89b. ceresarios　　*Prunus cerasus* L.　スミノミザクラ
90.　Malorum nomina　リンゴの品種
　　　a. gozmaringa　　ゴズマリンガー
　　　b. geroldinga　　ゲロルディンガー
　　　c. crevedella　　クレヴェデルレン
　　　d. spirauca　　シュパイエルエプフェル

訳者あとがき

　本書は Margarete B.Freeman, *Herbs for the Mediaeval Household*： *For Cooking, Healing and Divers Uses*, The Metropolitan Museum of Art, New York, 1943 の全訳である。

　著者のマーガレット・ビーム・フリーマン（1899 〜 1980）はアメリカ東部の名門女子大学ウェルズリー・カレッジを卒業後、コロンビア大学大学院に進み、ソルボンヌ大学でも学んだ。専門は西洋中世美術で、1928 年にニューヨークのメトロポリタン美術館に職を得、エジプト・中世部門の学芸員として 10 年間勤務した。1938 年、メトロポリタン美術館の分館クロイスターズが開館すると、それにともなって同館に移り、美術館員として開館当初のクロイスターズを支えた。その後、副館長をへて 1955 年に館長に就任し、1965 年の退職と同時に名誉館長の称号を得ている。

　クロイスターズは中世ヨーロッパの美術品を所蔵・展示している美術館で、その名の通り複数の回廊(クロイスター)から構成されており、中世の修道院を再現したつくりになっている。館内の中世庭園には何種類ものハーブや花々が植えられているが、この造園を手がけたのが本書の著者マーガレット・フリーマン

にほかならない(『ニューヨーク・タイムズ』1980年5月28日付け追悼記事)。彼女はそのためにフランスから植物標本をとりよせ、中世のハーブや植物の研究に余念がなかったといわれる。本書はクロイスターズとともに半生を歩んだフリーマン女史の最初の著作であり、その行間からも中世のハーブによせる彼女の愛情が伝わってくる。クロイスターズの館内には、15世紀にフランスのベリー公が制作させた有名な『ベリー公のいとも豪華なる時禱書』や一角獣(ユニコーン)のタペストリーなども所蔵されている。フリーマン女史にはこのふたつの作品に関するものも含め、本書以外に次のような著作がある。
Les Belles Heures du Duc de Berry, Thames and Hudson, New York, 1959 ; *The St. Martin Embroideries*, The Metropolitan Museum of Art, New York, 1968 ; *The Unicorn Tapestries*, The Metropolitan Museum of Art, New York, 1976.

　西洋中世の美術や庭園あるいは植物に造詣の深かったマーガレット・フリーマンは、とりわけハーブと彩色芸術に強い関心をいだいていたようだ。本書は中世ヨーロッパの家庭用ハーブを扱ったものであるが、その大きな特徴は各々のハーブの効用や逸話を当時の文献から引用し、直接、文献にかたらせている点にある。訳文にカギ括弧が多く使われているのは、そのためである。また、本書においては、大別して4つの用途に応じて、70余種のハーブがとりあげられているが、そのひとつひとつがほぼ独立した項目になっており、さながら中世ハーブ事典の観がある。「はじめに」にも述べられて

いるように、著者は古代・中世の本草書はもとより、料理本、家政書、年代記、文学作品などさまざまなジャンルの文献を利用している。なかには16世紀にイギリスで刊行された本草書も含まれているが、フランク・J・アンダーソンが『図入り本草書の歴史』（コロンビア大学出版局、1997年）のなかで指摘しているように、当時の本草書は、その出版年代にもかかわらず、内容的にはまったく中世的であり、扱われている植物もイギリスというよりはヨーロッパ全体に及んでいる。

周知のように、ハーブに関する本は枚挙にいとまがない。だが、その大部分は植物学者や薬学者、あるいはアマチュアの愛好家によって書かれたもので、歴史家の手になるものは思いのほか少ない。しかも中世のハーブに関するもので、一般読者向けとなると、なおのこと数も限られてくる。その意味では、本書は美術史家によって編まれたユニークな一書といえるかもしれない。1943年に初版が出されて以来、1970年代の末までに7回も版を重ねているが、そのこと自体、本書が多くの読者にうけいれられていることの証であろう。

本書は一般書とはいえ、巷間よく目にするようなハーブの栽培方法やハーブ・ティーの作り方などを解説している実用書とは趣を異にする。すでに述べたように、著者は中世の修道士よろしく、ストイックなまでに同時代の文献史料に固執し、ときに興味深いエピソードをおりまぜながら、ハーブのさまざまな効用について巧みに、そして簡潔にまとめている。

治療用ハーブについていえば、その薬効が「今日」、すなわち原著の初版が刊行された1943年当時にあって、どの程度有効であったのかについても触れている。同様に、料理用ハーブについては、今日それがどのように使われているのかについても言及している。こうして、読者は70余種のハーブの効用や民間伝承をめぐる「過去と現在との対話」に耳を傾けることになるのである。一部のハーブについては【付記】を記したが、そこにはハーブにまつわる挿話や隠れた史話、俗信などが含まれている。ともあれ、それによって読者のハーブに対する興味がよりいっそう喚起されれば、訳者としてこれにまさる歓びはない。また、必要に応じて、訳註を付した。

　ノルマンディーのサン・テヴルー修道院で生涯をすごした修道士オルデリク・ヴィターリス（1075〜1142頃）は、その著『教会史』のなかで、修道院を創建するにあたって必要不可欠なものがふたつあるとして、木と水をあげている。会派を問わず、完成した修道院の中庭や建物のまわりには、おそらく幾種類ものハーブが植えられたことであろう。南仏アニアンヌの修道院長ベネディクトが本書にも登場するアルクインの健康を気づかって、ハーブを贈与したという話をおもいだす。修道士に限らず、中世に生きた人びとにとっては、ハーブもまた木や水と同様'なくてはならないもの'であったにちがいない。本書にみられるように、ハーブの用途は幅ひろく、中世の人びとの日常生活──とりわけ医と食──に密接

にかかわっていた。そのような暮らしの中のハーブを通して、ヨーロッパ人の医療観や食の生活誌の一端に触れることができれば、それも一興というべきであろう。

　訳出に際しては、できるかぎり原著で利用されている文献の当該箇所に直接あたるようにつとめたが、なにぶんにも浅学菲才の身ゆえ、思わぬ誤訳や誤謬をおかしているかもしれない。ご叱正、ご教示いただければ幸いである。

　なお、本訳書の刊行にあたっては、前著『プラントハンター 東洋を駆ける』と同様、八坂書房編集部の三宅郁子さんに、ひと方ならずお世話になった。折にふれて貴重な助言を頂戴したうえ、原著にはないカラー図版や植物画までとりそろえ、掲載して下さった。この場をおかりして、心より御礼申し上げたい。

　最後に、恩師小室榮一先生に深謝の意を表し、末尾の言葉としたい。

　2009年1月

　　　　　　　　　　　　　　　　　　　　　　訳者しるす

◆モノクロ図版出典一覧

本文中に出典の記載がないものに限る。
＊印は原書にはないが、日本語版で新たに追加したもの。

pp. 32, 33, 36, 37, 66, 84, 96, 108 ：
Petrus Crescentius, *In Commodū Ruralium*, Speyer, 1490-95

pp. 54, 82, 87, 103, 136, 150 ：
Hortus Sanitatis, Lübeck, 1492

pp. 60, 70, 124 ：
Herbarius, Mainz, 1484

pp. 64, 126, 134, 135 ：
Robert John Thornton, *A New Family Herbal*, London, 1810＊

p. 80 左：
The British Flora, London, 1901＊

pp. 91, 106, 140 左：
Audrey Wynne Hatfield, *Pleasures of Herbs*, London, 1964＊

pp. 118, 122 ：
John Gerarde, *The Herball, or General Historie of Plants*, London, 1597＊

p. 138 ：
Michel Cambornac, *Plantes et Jardins du Moyan Age*, Paris, 1998＊

上記以外の植物図はすべて次の書物より：
Hortus Sanitatis, or Gart der Gesundheit, Mainz, 1485

植物名索引

[ア行]
アイリス 139
アグリモニー 96
アニス 50
アロエ 97
イタリアニンジンボク 105
イチゲサクラソウ 80
イヌサフラン 106
イノンド 63
ウイキョウ 68
ウィンターセイボリー 87
ウスベニアオイ 71
エストラゴン 91
エゾヘビイチゴ 127
エレキャンペーン 66
オオグルマ 66
オニサルビア 59
オランダシャクヤク 78
オランダハッカ 75

[カ行]
カウスリップ 80
カッコウチョロギ 100
カモミール 104
キダチハッカ 87
キバナノクリンザクラ 80
キャベジ・ローズ 146
キャラウェイ 58
キンセンカ 72
ギンバイカ 118
クックーパイント 108
クマツヅラ 128
クミン 61
クラリーセージ 59
グランド・アイビー 114

クリスマスローズ 135
クルマバソウ 150
クレタ・ディタニー 64
ケシ 119
ゲッケイジュ 54
コエンドロ 60
コストマリー 138
コリアンダー 60
コルチカム 106

[サ行]
サザンウッド 123
サフラン 84
サマーセイボリー 87
スイート・ウッドラフ 150
スズラン 115
スパージ 124
スペアミント 75
セイボリー 87
セイヨウオダマキ 107
セイヨウキンミズヒキ 96
セイヨウノコギリソウ 132
セイヨウハッカ 75
セイヨウヤマハッカ 98
セージ 85
セランダイン 103

[タ行]
タイム 93
タチジャコウソウ 93
ダマスク・ローズ 146
タラゴン 91
タンジー 89
ディル 63
ドイツアヤメ 139

ドイツスズラン　115
トゥルー・ラベンダー　140
ドクニンジン　111

[ナ・ハ行]
ナツシロギク　109
ニオイアラセイトウ　130
ニオイイリス　139
ニオイスミレ　148
ニガヨモギ　131
ニワシロユリ　142

バジリコ　52
バジル　52
パセリ　77
ハナハッカ　73
バーベイン　128
バラ　146
バルサムギク　138
ヒエンソウ　136
ヒソップ　70
ヒメウイキョウ　58
ヒメツルニチニチソウ　121
ビューグラス　102
ビロードアオイ　71
フィーバーフュー　109
フェンネル　68
プリムローズ　80
フレンチ・ラベンダー　140
フレンチ・ローズ　146
ベトニー　100
ペニーロイヤル　120
ペパーミント　75
ヘンルーダ　82
ボリジ　56
ホルトソウ　124
ホワイト・ローズ　146

[マ行]
マジョラム　73
マドンナ・リリー　142

マヨラナ　73
マリゴールド　72
マロウ　71
マンドラゴラ　116
マンドレイク　116
マンネンロウ　144
ミント　75
メグサハッカ　120
メボウキ　52

[ヤ・ラ行]
ヤクヨウサルビア　85
ヤナギハッカ　70
ヤネバンダイソウ　112
ヨウシュクサノオウ　103
ヨウシュチョウセンアサガオ　126
ヨウシュトリカブト　134
ヨモギギク　89

ラベンダー　140
ルリヂサ　56
ルリハコベ　122
レモン・バーム　98
ローズマリー　144
ローマカミツレ　104
ローレル　54

【学名】
Achillea milleifolium　132
Aconitum napellus　134
Agrimonia eupatoria　96
Aloe vera　97
Althaea officinalis　71
Anagallis arvensis　122
Anchusa officinalis　102
Anethum graveolens　63
Anthemis nobilis　104
Aquilegia vulgaris　107
Artemisia abroyanum　123
　A. absinthium　131

A. dracunculus　91
Arum maculatum　108
Asperula odorata　150
Borago officinalis　56
Calendula officinalis　72
Carum carvi　58
Cheiranthus cheiri　130
Chelidonium majus　103
Chrysanthemum balsamita　138
　C. parthenium　109
Colchicum autumnale　106
Conium maculatum　111
Convallaria majalis　115
Coriandrum sativum　60
Crocus sativus　84
Cuminum cyminum　61
Datura stramonium　126
Delphinium staphisagria　136
Euphorbia lathyris　124
Foeniculum vulgare　68
Fragaria vesca　127
Helleborus niger　135
Hyssopus officinalis　70
Inula helenium　66
Iris florentina　139
　I. germanica　139
Laurus nobilis　54
Lavandula officinalis　140
　L. stoechas　140
Lilium candidum　142
Malva sylvestris　71
Mandragora officinarum　116
Melissa officinalis　98
Mentha aquatica　75
　M. piperita　75
　M. pulegium　120
　M. rotundifolia　75
　M. spicata　75
Myrtus communis　118
Nepeta hederacea　114
Ocimum basilicum　52

Origanum dictamnus　64
　O. vulgare　73
Paeonia officinalis　78
Papaver somniferum　119
Petroselinum crispum　77
Pimpinella anisum　50
Primula vulgaris　80
　P. veris　80
Rosa alba　146
　R. centifolia　146
　R. damascena　146
　R. gallica　146
Rosmarinus officinalis　144
Ruta graveolens　82
Salvia officinalis　85
　S. sclarea　59
Satureja hortensis　87
　S. montana　87
Sempervivum tectorum　112
Stachys officinalis　100
Tanacetum vulgare　89
Thymus serpyllum　93
Verbena officinalis　128
Vinca minor　121
Viola odorata　148
Vitex agnus-castus　105

【英名】
Aconite　134
Agrimony　96
Aloe　97
Anise　50
Basil　52
Betony　100
Black hellebore　135
Borage　56
Bugloss　102
Caraway　58
Celandine　103
Chamomile　104

Chaste Tree   105
Clary   59
Colchicum   106
Columbine   107
Coriander   60
Costmary   138
Cowslip   80
Cuckoo-pint   108
Cumin   61
Dill   63
Dittany of Crete   64
Elecampane   66
Fennel   68
Feverfew   109
Ground Ivy   114
Houseleek   112
Hyssop   70
Iris   139
Larkspur   136
Lavender   140
Lemon Balm   98
Lilly of the Valley   115
Madonna Lily   142
Mallow   71
Mandrake   116
Marigold   72
Marjoram   73
Mint   75
Monkshood   134
Myrtle   118

Opium Poppy   119
Parsley   77
Pennyroyal   120
Peony   78
Periwinkle   121
Pimpernel   122
Poison hemlock   111
Primrose   80
Rose   146
Rosemary   144
Rue   82
Saffron Crocus   84
Sage   85
Savory   87
Southernwood   123
Spurge   124
Stavesacre   136
Stramonium   126
Sweet Bay   54
Sweet Violet   148
Sweet Woodruff   150
Tansy   89
Tarragon   91
Thornapple   126
Thyme   93
Vervain   128
Wallflower   130
Wild Strawberry   127
Wormwood   131
Yarrow   132

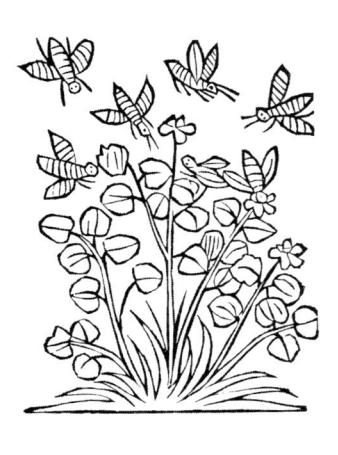

訳者紹介
遠山茂樹（とおやま しげき）
1953年宮城県生まれ。早稲田大学教育学部卒業、明治大学大学院文学研究科西洋史学専攻博士後期課程単位取得満期退学。明治大学、玉川大学、千葉大学などの非常勤講師を経て、現在、東北公益文科大学公益学部教授。
著書：『森と庭園の英国史』文春新書
　　　『中世ヨーロッパを生きる』東京大学出版会（共著）
訳書：A.M.コーツ『プラントハンター 東洋を駆ける』八坂書房
専攻：中世イギリス史

西洋中世ハーブ事典

2009年2月25日　初版第1刷発行

訳　者	遠　山　茂　樹
発行者	八　坂　立　人
印刷・製本	シナノ書籍印刷（株）
発行所	（株）八　坂　書　房

〒101-0064　東京都千代田区猿楽町1-4-11
TEL.03-3293-7975　FAX.03-3293-7977
URL.：http://www.yasakashobo.co.jp

ISBN 978-4-89694-925-4　　落丁・乱丁はお取り替えいたします。
　　　　　　　　　　　　　　無断複製・転載を禁ず。

©2009　TOYAMA Shigeki

関連書籍のご案内

花の西洋史事典
A.M.コーツ著／白幡洋三郎・白幡節子訳
花を巡る逸話や民俗風習、世界各地から導入された植物のヨーロッパにおける園芸史などを、膨大な資料渉猟から詳細に解き明かす、定評ある花の文化史事典。50音順に114項目を取り上げ、巻末に関係人物の小事典を付す。植物の参考図版410点。　　　　　　A5　4800円

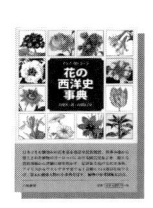

花を愉しむ事典
―神話伝説・文学・利用法から
　　　　花言葉・占い・誕生花まで
J.アディソン著／樋口康夫・生田省悟訳
約300種の植物について、名前の由来や神話・伝説・民俗から利用法までを記す。さらに、近代詩や文学からの引用、誕生花や花言葉、占星術との関係などポピュラーな情報をも盛り込んだ、植物を愉しむための小事典。　　　　四六　2900円

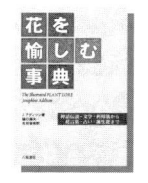

ハーブとスパイス
―ウッドヴィル『メディカル・ボタニー』
福屋正修・山中雅也解説
薬用、食用などとして広く生活に取り入れられているハーブ・スパイスの中から身近な63種を選び、18世紀末にイギリスで刊行された銅版手彩色の美しいボタニカル・アートに植物誌、文化史、利用法等の解説を付す。　　　　　B5　4078円

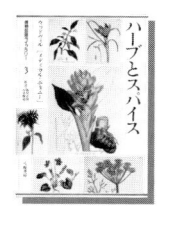

ハーブのたのしみ
A.ハットフィールド著／山中雅也・山形悦子訳
ビタミンCの宝庫パセリ、心臓に効くアニス、健康の源セージ、減量に効くフェンネルなど、入手・栽培が比較的容易なハーブ44種を紹介。その栽培法・利用法・料理法・歴史・文化史などを説く。　四六　1942円

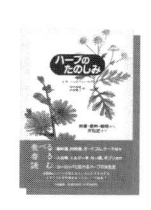

関連書籍のご案内

プラントハンター 東洋を駆ける
―日本と中国に植物を求めて
A. M. コーツ著／遠山茂樹訳

18〜20世紀初頭、世界随一の緑の宝庫・日本と中国でヨーロッパの人々を熱狂させる花々を危険を顧みず探し求めた植物収集探検家たちの活躍を描く、定評ある原著からの初邦訳！ 図版・地図170点、参考年表など、資料も充実。　　　　　　四六　2600円

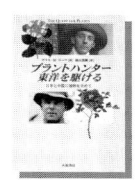

シリーズ 中世ヨーロッパ万華鏡
〈全三巻〉　A5　各2800円

I 中世人と権力
―「国家なき時代」のルールと駆引
G. アルトホフ著／柳井尚子訳

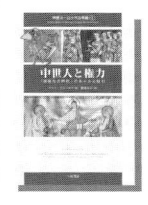

近代的な「国家」成立以前の中世では、政権運営、戦争、裁判などは、どのようなルールに則り、またどのようなプロセスで行われていたのだろう？ 史料を丁寧に読み解きながら、「中世的なシステム」の実態に迫る。

II 中世の聖と俗
―信仰と日常の交錯する空間
H.-W. ゲッツ著／津山拓也訳

日常生活の根幹をなす結婚・家族制度と、人びとの想像力のなかに確固たるリアリティをもって存在した「死後の世界」や「悪魔」のイメージとに焦点をあて、「中世的な」聖俗の絡み合いの特徴をつぶさに明らかにする。

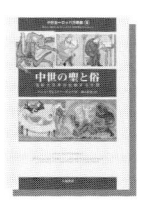

III 名もなき中世人の日常
―娯楽と刑罰のはざまで
E. シューベルト著／藤代幸一訳

中世後期の祝祭、賭博場、娼家、刑場などに「名もなき人びと」の足跡をたどり、厳しい生活環境に置かれながらも、都市で、また農村でしたたかに人生を楽しんだ庶民の生活空間を等身大で再現する、新しい日常史の試み。

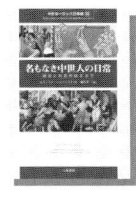